Dr. med. Ralf Werner

Homöopathie
- kräftig geschüttelt -
Ein neuer Weg zum Kern der Persönlichkeit

Dr. med. Ralf Werner

Homöopathie
- kräftig geschüttelt -

Ein neuer Weg
zum Kern der Persönlichkeit

G+P Autorenverlag

Wichtiger Hinweis

Die in diesem Buch enthaltenen Empfehlungen und Hinweise basieren auf langjährigen Erfahrungen des Autors mit homöopathischer Therapie in der medizinischen Praxis. Autor und Verlag weisen jedoch darauf hin, dass Leserinnen und Leser selbst zu entscheiden haben, inwieweit sie Anregungen umsetzen möchten, und dass eine Selbstbehandlung in eigener Verantwortung geschieht. Im Zweifelsfall, bei psychischer Beeinträchtigung, akuten Schmerzen oder bestehender Erkrankung ist für eine korrekte Diagnose bzw. entsprechende Behandlung stets ein Arzt oder eine andere qualifizierte Fachperson aufzusuchen. Wenn Sie unsicher sind, ob Homöopathie für Sie geeignet ist, oder wenn Sie noch keine Erfahrungen damit gemacht haben, ist es ratsam, sich mit einem Homöopathen über die weitere Vorgehensweise abzustimmen. Eine Haftung irgendwelcher Art von Seiten des Autors und des Verlages wird hiermit ausgeschlossen.

Alle Fallgeschichten und Beispiele in diesem Buch entstammen der Praxis des Autors. Sämtliche Namen von Patienten, auch Abkürzungen, wurden zur Wahrung ihrer Privatsphäre geändert.

1. Auflage 2010
© Verlag Grundlagen und Praxis GmbH & Co.
Wissenschaftlicher Autorenverlag KG, Leer

Jeder Nachdruck, jede Wiedergabe, Vervielfältigung und Verbreitung, auch von Teilen des Werkes oder von Abbildungen, jede Abschrift, auch auf photomechanischem Wege oder im Magnettonverfahren, in Vortrag, Funk, Fernsehen, Telefonübertragung sowie Speicherung in Datenverarbeitungsanlagen, bedürfen der ausdrücklichen Genehmigung des Verlages.

Satz und Titel: Verlag Grundlagen und Praxis
Druck: Hans Kock, Bielefeld
Gedruckt auf chlor- und säurefrei gebleichtem Papier.

ISBN 978-3-937268-31-6

Menschliches Leiden lässt eine Gesetzmäßigkeit erkennen.
Wenn man dies berücksichtigt, dominieren bei einer
homöopathischen Therapie lediglich drei bis vier ganz bestimmte
Arzneimittel.
Gleichgültig, wie unterschiedlich die Menschen sind, im Kern
passt auf jeden Menschen ein und dieselbe, identische
homöopathische Arznei.
Wir denken: Sie würden einen Homöopathen, der dies
behauptet, für verrückt erklären.
Wir können bezeugen: Er sagt die Wahrheit.

Dr. med. P. Tendick, Ärztin für Homöopathie
und Naturheilverfahren (Neukirchen-Vluyn)

Dr. med. B. Rebischke, Ärztin für Kinderheilkunde
und Homöopathie (Dinslaken)

Sabine Liesenfeld, Ärztin für Homöopathie (Brüggen)

Christa Heymann, Ärztin für Homöopathie (Krefeld)

Dr. med. Marc Werner, Arzt für innere Medizin (Essen)

Vorwort des Autors

In der homöopathischen Welt scheint es eine stille Übereinstim-
mung zu geben, dass wirklich neue, fundamentale Erkenntnisse
nach Hahnemann nicht mehr für möglich gehalten werden. Ein
Überschreiten Hahnemann'scher Regeln, gar ein Rütteln an seinen
Lehren - auch wenn es sich nur um Teilaspekte handelt - wird als
Tabubruch vielfach geradezu mit Entrüstung zurückgewiesen.
Die in diesem Buch beschriebenen, neuen Erkenntnisse und neu-
en therapeutischen Wege stellen eine Weiterentwicklung der Ho-
möopathie dar, welche die Heilungschancen homöopathischer
Behandlungen drastisch erhöht. Dies ist keine Glaubenssache.
Davon kann sich jeder Therapeut selbst überzeugen.

Ein renommierter Homöopath, der durch die Behandlung gemein-
samer Patienten Einblick in das hier beschriebene Konzept ge-
wonnen hatte, schrieb mir, dass er den Erfolg der durchgeführten
Therapien vollauf bestätigen könne. Er gab mir den Rat, die neuen
Entdeckungen in einem Buch „zur Diskussion zu stellen". Hier
musste ich widersprechen. Ich kann nichts zur Diskussion stellen,
von dem ich nach jahrzehntelanger Erfahrung weiß, dass es so ist,
wie es ist. Die Erde kreist um die Sonne. Hier gibt es nichts zu
diskutieren.
Wie schwer es ist, sich mit neuen Therapieerkenntnissen - trotz
öffentlich bekannt gewordener großer Erfolge – bei homöopathischen Kollegen Gehör zu verschaffen, habe ich schmerzlich in
Erfahrung bringen müssen. Es kann nicht sein, was nicht sein darf.
Meist stieß ich auf pure Ignoranz. Erst als ich auf den Rat meiner
Assistenzärzte jede Zurückhaltung abgelegt hatte und die in diesem Buch vorgelegten Erkenntnisse als die weitreichendsten und
revolutionärsten seit Hahnemann bezeichnete, wurde mir – nicht
zuletzt wegen der mir unterstellten Hybris – eine empörte, gestei-
gerte Aufmerksamkeit zuteil. Letztlich waren es oft Patienten, die
ihre Therapeuten auf die neuen Wege aufmerksam machten und
deren Berücksichtigung einforderten.

Glauben Sie, mir wäre die große Tragweite der hier dargestellten Entdeckungen nicht vollauf bewusst? Die Tragweite ist mir in der Tat bewusst. Die neuen Erkenntnisse haben bereits angefangen, die Homöopathie zu verändern.

Glauben Sie, dass ein Mensch, der das Glück hatte, eine bedeutsame Entdeckung zu machen, sich damit einen persönlichen Verdienst erworben hat? – Alle Entdeckungen sind Geschenke der Natur oder - wenn sie es religiös sehen - von Gott, Geschenke für den Entdecker und Geschenke für viele Menschen, zu deren Wohl die neuen Erkenntnisse angewandt werden.

Keine Großtat! Kein Verdienst!

Neukirchen-Vluyn, im Sommer 2010 – Dr. med. Ralf Werner

Inhaltsverzeichnis

9

1. Kapitel

Vom Schulmediziner zum Homöopathen

Vor vielen Jahren, damals noch völlig unberührt von der Homöopathie. Ein 40-jähriger Patient humpelte an einem Freitagnachmittag in mein Behandlungszimmer. Er legte mir ein Röntgenbild seines Fußes auf den Tisch und zeigte auf einen großen Fersensporn. „So geht das nicht weiter!", klagte er. „Ich laufe jetzt schon Monate mit unerträglichen Schmerzen herum. Ein Arzt hat mir Cortisondepots in den Bereich des Fersensporns gespritzt, ein anderer ließ mich auf einem Einlagering herumlaufen. Ich halte diesen Zustand nicht mehr aus. Ich kann nicht laufen! Ich kann kaum auftreten! – „Ich glaube, es ist besser, wenn Sie einmal einen Chirurgen konsultieren. Fragen Sie ihn, ob er einen operativen Eingriff für sinnvoll hält." Ich stellte eine Überweisung für den Chirurgen aus und erzählte dem Patienten: „Stellen sie sich einmal vor, was es für Scharlatane gibt! Da habe ich doch kürzlich in einer mir zugesandten medizinischen Zeitschrift gelesen, dass man einen Fersensporn homöopathisch behandeln könne." – „Bitte, tun sie das!", entgegnete der Patient. – „Das glauben Sie doch selbst nicht, dass man mit Substanzen, in denen kaum ein Wirkstoff vorhanden ist, einen Fersensporn therapieren kann." Der Patient bettelte: „Bitte, es ist doch einen Versuch wert." Er gab nicht nach: „*Ich* muss doch leiden. Es ist *meine* Sache. Sie können mit der Homöopathie doch nicht schaden." – Ich entgegnete: ***„Sie wollen mich zu einer Therapie nötigen, die ich für unseriös halte!"*** Es ging hin und her. Schließlich gab ich nach, suchte den Artikel in meinem Zeitungsstapel heraus und verschrieb dem Patienten Hekla lava.

Am nächsten Tag rief mich der Patient an: „Ich habe ein Fläschchen mit Hunderten von Kügelchen bekommen. Wie soll ich die denn einnehmen?" – „Ist denn kein Waschzettel in der Packung?" – Der Patient verneinte. Ich war ratlos und ärgerlich. Noch nicht einmal eine Dosierungsanweisung! Wir einigten uns schließlich darauf, dass der Patient dreimal täglich fünf Kügelchen einnehmen sollte. Letztlich war mir die Dosierung gleichgültig, denn: In den Kügelchen war ja, nach meiner Meinung, ohnehin keine Wirksubstanz vorhanden.

Nach einigen Monaten konsultierte der Patient mich wegen eines grippalen Infektes. „Was macht denn Ihr Fuß?" Der Patient: „Der Fuß ist o.k." – „Wie bitte? – Machen Sie ihn bitte einmal frei!" – Ich untersuchte den Fuß gründlich. Es war nichts zu tasten, kein Schmerz auslösbar. Das konnte nicht wahr sein! – Ich musste es jetzt wissen und bat den Patienten, seinen Fuß röntgen zu dürfen. Eigentlich bestand keine medizinische Indikation, aber für meine ärztliche Tätigkeit war es wichtig, mir hier Klarheit zu verschaffen. Der Patient willigte ein. Und jetzt kam der Schock: Der Fersensporn war nicht mehr nachweisbar!!

In diesem Augenblick wurde mir schlagartig bewusst, dass mir an der Universität Vorurteile gegenüber der Homöopathie vermittelt worden waren, Vorurteile, die ich im Vertrauen auf meine Lehrer unkritisch nachgeplappert hatte. Ich fühlte mich um wertvolles medizinisches Wissen betrogen und wusste, dass ich neue Wege gehen musste. Dieses erste positive Erlebnis mit der Homöopathie sollte mein Leben verändern. Heute weiß ich, dass Hekla lava durchaus nicht bei jedem Fersensporn hilft – da helfen oft andere Mittel. Es war eine glückliche Fügung.

Zunächst besuchte ich eine Veranstaltung, bei der sich regelmäßig homöopathische Ärzte trafen. Was für eine fremde Welt! Da wurde von „Lycopodium-, Phosphor-, Natrium muriaticum-Menschen" gesprochen. Ich verstand nichts. – Ein Kollege berichtete von einem Patienten mit bewegungsabhängigen Schmerzen im Brustkorb. Bryonia habe diesem Patienten wunderbar geholfen. – Was ist denn Bryonia? – Meine leise Frage an meinen Sitznachbarn wurde nicht beantwortet. – Ein anderer Kollege sprach von einer positiven Erfahrung mit Hyoscyamus, welches ein peinliches, exhibitionistisches Verhalten eines älteren Patienten im Pflegeheim beseitigt haben sollte. – Die beschriebenen Arzneien, die Sichtweise der Kollegen, die Art des Redens irritierten mich.

„Was geben Sie denn nun einem Patienten bei einer Nebenhöhlenentzündung?", wollte ich von einem Kollegen wissen. Seine Antwort: „Die richtige Arznei." – „Welches ist denn die richtige Arznei?" – „Die müssen Sie herausfinden." Was für ein unsympathischer Knopf! Die Welt der hier versammelten Homöopathen erschien mir obskur und unsympathisch. Ich begann zu zweifeln, ob ich mich hier in den richtigen Kreisen bewegte. Sollte ich einen bereits gebuchten homöopathischen Kurs ausfallen lassen? – Eine Chance wollte ich der Homöopathie noch geben. Das war gut so. – Ich besuchte eine Veranstaltung von Dr. Gerhard Köhler. Auch wenn ich inhaltlich nur sehr wenig verstanden hatte, so machte dieser Kursus auf mich einen nachhaltigen Eindruck. Das Entscheidende war, dass mich der wunderbare Dr. Köhler durch die Authentizität seines Auftretens, durch seine freundliche, wohlwollende, humorvolle Art menschlich überzeugte: Hier sprach ein Arzt mit großer Erfahrung, dem ich intuitiv vertraute.

In einer Vortragspause erzählte ich Dr. Köhler von einem Hautausschlag meines Töchterleins im Bereich des Gesichtes. „Glauben Sie, dass dieser Hautausschlag homöopathisch zu beheben ist?" – „Aber natürlich!" – „Welche Arznei soll ich meiner Tochter geben?" – So einfach, wie ich mir das vorstellen würde, ginge es nicht. Eigentlich müsse er mein Kind sehen. Dennoch fragte er einige Symptome ab und sagte schließlich: „Geben sie ihrem Kind einmal Calcium carbonicum, ich glaube damit liegen wir richtig." – Nach der Gabe von Calcium carbonicum war der Hautausschlag innerhalb von zwei Tagen völlig verschwunden und trat nie wieder auf.

Nun hatte ich zwei dicke Stachel im schuldmedizinischen Fleische: Der erfolgreich therapierte Fersensporn und der geheilte Hautausschlag meines Töchterleins. Dies spornte mich an, mich weiter mit der Homöopathie zu beschäftigen. Aber welch eine Mühe! Wie viele Arzneimittel! Die Masse an Symptomen! Wie sollte man das alles lernen? – Ich war sicher, dass die Homöopathie für mich ein Buch mit sieben Siegeln bleiben würde. Die fremde Sprache des Organon (19. Kap.) erforderte höchste Konzentration und Aufmerksamkeit. An die sich darin offenbarende neue Gedankenwelt musste ich mich mühsam gewöhnen. Immer wieder kam ich in Versuchung, das Erlernen der Homöopathie aufzugeben.

Neu für mich war auch die Ähnlichkeitsregel (19. Kap.), aus der zu folgern war: – Ein Fieber wird therapiert, indem ich noch eins oben draufsetze und mithilfe einer homöopathischen Arznei das Fieber zunächst verschlimmere? Ein Kopfschmerz soll dadurch geheilt werden, dass er mithilfe einer Arznei zunächst verschlechtert wird? Dadurch soll die Natur des Menschen zur Heilung angeregt werden – seltsam!

In einer Fortbildungsveranstaltung begegnete ich dem ehrwürdigen Dr. Werner Buchmann. Ich schilderte ihm meine Probleme. – „Sie müssen es so machen: Ich gebe Ihnen jetzt einen Zettel. Auf diesem sind sogenannte „bewährte Indikationen" aufgelistet: bei Prellungen Arnica, bei Insektenstichen Apis, bei infizierten Schürfwunden Calendula, bei Brechdurchfall Arsenicum album usw. So können Sie sich in den meisten Fällen von der großartigen Wirkung dieser Arzneien überzeugen. Die positiven Erfahrungen werden Sie ermutigen." – Wie recht er hatte! – Ich konnte es kaum glauben: Die Mittel wirkten. – Mit dem Besuch weiterer Fortbildungsveranstaltungen nahm jedoch mein Dilemma in meiner hausärztlichen Praxis mehr zu. Wann sollte ich schulmedizinische Medikamente einsetzen, wann homöopathische? – Dass eine bloße Unterdrückung von Symptomen für den Patienten nicht gut sei, ist mir in den Kursen vermittelt worden. Eine eitrige Tonsillitis mit

Antibiotika behandeln? Ja oder nein? Reichen meine Kenntnisse in der Homöopathie, die Tonsillitis mit bewährten Indikationen in den Griff zu kriegen? – Eine blutige Blasenentzündung homöopathisch behandeln oder schulmedizinisch? Erstmalig versuchte ich es durch Einsatz homöopathischer Mittel und musste, wegen des offensichtlichen Misserfolgs, dann doch Antibiotika einsetzen.

Wieder kamen Zweifel an der Homöopathie auf. Im Rahmen meiner Fortbildungen lernte ich nun den Begriff des Konstitutionsmittels (2./19. Kap.) kennen und war mir sicher, dass hier der Schlüssel für die Lösung vieler therapeutischer Probleme liegen müsste. Viele meiner Patienten litten unter chronischen Bronchitiden, Migräne, Neurodermitis, Allergien. Aber wie sollte ich in meiner großen Praxis zeitintensive Konstitutionsbehandlungen durchführen? Auf der anderen Seite bereitete mir der Einsatz von Allopathika, insbesondere Cortison, zunehmende Kopfschmerzen. Ich schwankte zwischen homöopathischen und allopathischen Mitteln hin und her. Es war ein furchtbarer Konflikt! Die Erfolge der homöopathischen Therapien nahmen jedoch zu, so dass mein Vertrauen zur Homöopathie insgesamt gefestigter wurde. Erfolglosigkeit in vielen Fällen führte ich auf meine mangelnde Erfahrung zurück.

Der beschriebene Konflikt war nach einiger Zeit nicht mehr zu ertragen. Ich gab meine Praxis auf und begann mit einer Ausbildung in der klassischen Homöopathie. Meine Kollegen waren sich sicher: Jetzt ist er vollkommen verrückt geworden. Er hat einen Stall voller Kinder, eine Hypothek auf seinem Haus. Sein Röntgen- und sein Ultraschallgerät sind nicht abbezahlt und er beschäftigt sich mit einer Voodoo-Medizin! Der ärztliche Qualitätszirkel des Ortes gab mir zu verstehen, dass meine Teilnahme nicht mehr erwünscht sei. Durch die Beschäftigung mit der Homöopathie hätte ich mich disqualifiziert, ein erster Vorgeschmack auf Diskriminierungen, die man als Homöopath häufiger erdulden muss. Dass die Hospitation auch bei fähigen Homöopathen einen selbst noch nicht zu einem guten Homöopathen macht, habe ich in der ersten Zeit meiner Tätigkeit erkennen müssen. Nach intensiven Studien eröffnete ich schließlich eine Praxis für klassische Homöopathie, ohne zu diesem Zeitpunkt zu ahnen, welche weiteren Konflikte auf mich zukommen würden.

2. Kapitel

Arzneimittelgabe bei jeder Verschlechterung

Das A und O in der klassischen Homöopathie sei es, das richtige Konstitutionsmittel eines Patienten zu finden. Daran ließen viele Dozenten keinen Zweifel. Einige von ihnen bekannten jedoch offen, dass sie selbst beim Auffinden dieses Mittels große Probleme hätten. Das Konstitutionsmittel sei die Stecknadel, die man im Heuhaufen finden müsse. Auf jeden Fall stelle eine Konstitutionsbehandlung den Königsweg der homöopathischen Therapie dar.

Was ist ein Konstitutionsmittel und wie muss man sich seine Wirkung vorstellen? Es gibt eine ganz bestimmte Arznei, die zu einem Patienten passt wie ein Deckel zum Topf – eben das individuelle Konstitutionsmittel. Die Wirkung dieser Arznei muss man sich resonanzmäßig vorstellen. Resonanz ist ein Begriff aus der Physik. Jeder Körper hat eine optimale Schwingungsfrequenz. Ich singe einen Ton, treffe durch Zufall die optimale Schwingungsfähigkeit eines Glases, das Glas beginnt zu schwingen, bis es bricht. Hier ist eine Resonanz ausgelöst worden. Ein anderes Beispiel: Wenn Soldaten auf eine Brücke zumarschieren, gibt der Hauptmann rechtzeitig den Befehl, nicht mehr im Gleichschritt zu laufen. Durch den Rhythmus des Marschierens könnte die Brücke derart in Schwingung versetzt werden, dass sie einstürzt. Hier würde man von einer „Resonanzkatastrophe" sprechen. Das richtige Konstitutionsmittel eines Patienten soll quasi eine positive „Resonanzkatastrophe" auslösen. Beschwerden, zu denen der Patient neigt, beispielsweise eine Migräne, eine Neurodermitis, eine Psoriasis – also konstitutionelle Beschwerden – müssten demnach durch dieses individuelle Mittel gebessert oder geheilt werden. (Bei der „konstitutionellen Arzneiverschreibung" findet man ein Mittel für den ganzen Menschen. Diese steht im Gegensatz zu einer Verschreibung, die sich lediglich auf einzelne Symptome bezieht – die „symptombezogene Arzneiverschreibung").

Am Beginn meiner Tätigkeit dauerten die Erstanamnesen meist zwei, nicht selten auch drei Stunden. Dabei geht es darum, möglichst viele für den Patienten typische Symptome zu erkennen. Man achtet unter anderem auf Geist/Gemüt-Symptome, und andere Symptome, die den *ganzen* Menschen betreffen, z.B. Sexualität, Schlaf, Träume, Verlangen und Abneigungen von Nahrungsmitteln sowie organgebundene Symptome. Eine derartige Fallaufnahme kostet viel Zeit.

Ich ertappte mich immer wieder bei der gewohnten Betrachtungsweise, die lediglich einzelne Krankheitssymptome im Blick hat. Ein grundsätzliches Umlernen war zwingend erforderlich. Vor mir stand eben nicht „die Gastritis", „die Nasennebenhöhlenentzündung", „das Ekzem", „die Bronchitis" oder „der Diabetes mellitus", sondern der *ganze* Mensch. Es war für mich neu, dass auch bei der Betrachtung körperlicher Beschwerden der Gemützustand des Patienten für die Arzneifindung entscheidend war. Ein Kind, das bei einer Mittelohrentzündung weint, bekommt eine andere Arznei als ein Kind, das dabei wütend ist. Die Gewichtung einzelner Symptome fiel mir nicht leicht. Welches Symptom war bedeutsam, welches relativ unwichtig? – Nach getaner Arbeit hätte ich nur selten für das von mir gefundene Konstitutionsmittel die Hand ins Feuer legen können. Meine anfänglichen Erfolge waren mittelmäßig. Musste ich mich darauf einstellen, dass ein Konstitutionsmittel nur äußerst selten und ausnahmsweise ausfindig zu machen sein würde? – Im Übrigen: Was bringt das zeitintensive, mühevolle Repertorisieren (17. Kap.), wenn in den allermeisten Fällen doch nur dieselben Mittel herauskommen, nämlich: Sulfur, Lycopodium, Arsenicum album, Natrium muriaticum, Sepia, Nux vomica, Phosphor und vielleicht zwei oder drei andere Mittel?

Zudem wurde ich durch einige Fortbildungsveranstaltungen verunsichert. Da wurden zum Teil sogenannte „kleine Mittel" empfohlen, z. B. bei Heuschnupfen Sanguinaria, Sabadilla, Allium cepa und andere – Mittel, die jeweils nach unterschiedlichen Symptomen differenziert werden sollten. – Wieso denn nun das? – Ich hätte hier den Einsatz des Konstitutionsmittels erwartet, welches – wie beschrieben – genau auf den Patienten passt. Wenn dieser Begriff eine Berechtigung haben soll, müsste dieses Mittel bei einer konstitutionellen Beschwerde helfen. – Der Heuschnupfen ist eine konstitutionelle Beschwerde. Was hat der Begriff „Konstitutionsmittel" überhaupt für einen Wert, wenn er nicht Linderung oder Heilung konstitutioneller Krankheiten beinhaltet? Warum empfehlen erfahrene Homöopathen beim Heuschnupfen symptombezogene, sogenannte kleine Mittel? Ein Dozent erklärte mir offen, dass beim Heuschnupfen mit Konstitutionsmitteln nur wenig Erfolg zu erwarten sei – für mich eine herbe Enttäuschung! Waren die kleinen Mittel eine Notlösung, Mittel zweiter Wahl, das unausgesprochene Eingeständnis einer erfolglosen Suche nach dem richtigen Konstitutionsmittel?

Das Dilemma wurde noch größer dadurch, dass andere Dozenten vor dem Einsatz kleiner Mittel bei konstitutionellen Beschwerden warnten. Begründung: Nach der Hering'schen Regel (17. Kap.) verläuft eine Heilung von innen nach außen. Leidet ein Patient beispielsweise unter einer Depression, an einer Migräne und einer Neurodermitis, so würde bei einem optimalen Heilungsverlauf zuerst die Depression, dann die Migräne und zuletzt die Neurodermitis geheilt. Eine ausschließlich die Symptome der Migräne oder der Neurodermitis abdeckende Arznei, eine Arznei, welche die Depression eben nicht mitberücksichtigt, könne zu einer Verschlimmerung der Depression führen. Es müsse stets der ganze Mensch behandelt werden. Der eine Dozent empfiehlt kleine Mittel, der andere warnt davor. Für einen noch wenig erfahrenen Homöopathen: Unsicherheit beim Auffinden des richtigen Konstitutionsmittels, Unsicherheit auch bei der Beurteilung der Möglichkeiten und Grenzen der konstitutionellen Therapie insgesamt sowie gleichzeitig ein Mordsrespekt davor, kleine Mittel einzusetzen. Ein weiteres Problem: Warum helfen trotz gewissenhafter Repertorisation viele Mittel nicht? – Immer wieder quälende Zweifel an eigenen Fähigkeiten! – Ich erinnere mich an mitfühlende, in der Homöopathie bewanderte Patienten, die geradezu bemüht waren, mich bei der Mittelsuche zu beraten. Gelegentlich musste ich feststellen, dass einige von ihnen seinerzeit offensichtlich über bessere Arzneimittelkenntnisse verfügten als ich selbst. Probleme ohne Ende! Am Beginn einer homöopathischen Behandlung kann es zu Erstverschlimmerungen (10. Kap.) kommen: Eine Neurodermitis kann zunächst richtig „aufblühen" oder ein Migräneanfall bei einem Migränepatienten geradezu ausgelöst werden. Wie lange dürfen diese Erstverschlimmerungen dauern? – Wann sind nach einer Mittelgabe Besserungen zu erwarten? – Nach welcher Zeit kann man andererseits sicher sein, mit dem Mittel falsch zu liegen? Und dann die Frage: Wie oft darf man eigentlich die Mittel wiederholen?

Ein Migränepatient: Ich gebe ihm das Konstitutionsmittel. Nach zwei Tagen bekommt er einen Migräneanfall. Ich denke: Prima! Erstverschlimmerung! Volltreffer! Der Patient ruft mich an: „Ich halte den Kopfschmerz nicht mehr aus. Was soll ich tun?" So ist mir in Fortbildungsveranstaltungen geraten worden: Aspirin mache die homöopathische Therapie nicht kaputt. Also: Der Patient möge in den Erstverschlimmerungskopfschmerz Aspirin nehmen. – Er ruft mich wiederum an: „Es bringt nichts. Ich halte es nicht mehr aus."

Vergleichbare, leidvolle Situationen sind bei homöopathischen Behandlungen keine Seltenheit. Wie beschrieben, kann sich nach Arzneimittelgabe die Symptomatik zunächst erheblich verschlimmern, der Kopfschmerz des Migränepatienten, der quälende Juckreiz des Neurodermitikers, die Atemnot des Asthmatikers. Was tut man, wenn der Patient „dem Wahnsinn nah" das Leid nicht mehr ertragen kann? – Die „freudige" Erklärung, dass es sich hier um eine Erstverschlimmerung handele, die – was den gesamten Heilungsverlauf angehe – sehr positiv zu betrachten sei, lindert das Leid des Patienten im Augenblick ganz und gar nicht. (Einige Homöopathen helfen sich in derartigen Situationen mit Akupunktur, Eigenblutbehandlungen und Psychotherapie. Selbst die Gabe von Allopathika, beispielsweise von Kopfschmerzmitteln oder Antihistaminika, wird akzeptiert, weil dadurch der Heilungsprozess erfahrungsgemäß nicht behindert wird.)

Nach der Erstverschlimmerung traten die Migräneanfälle meines Patienten erheblich seltener auf, statt 14-tägig nur noch alle 6 Wochen, später nur noch jedes halbe Jahr. Auch waren Intensität und Dauer der Migräne deutlich gebessert. Insgesamt lief die Therapie demnach nicht schlecht. Das Konstitutionsmittel war richtig! Dennoch: Wenn die Migräne auftrat, war es für den Patienten immer noch ausgesprochen schrecklich. Ich nahm telefonischen Kontakt zu erfahrenen Homöopathen auf. Meine Frage: Nach dem homöopathischen Prinzip soll eine Arznei die Krankheitssymptome zunächst verschlimmern und auf diese Weise die Heilungskräfte des Patienten mobilisieren. Warum sollte nicht bei jeder Verschlimmerung, also auch bei einer Erstverschlimmerung, die Arznei gegeben werden? Ließe sich dadurch das Leid des Patienten nicht abkürzen? Die Reaktion der Kollegen: „Sind Sie wahnsinnig geworden? – Sie haben doch erst vor zwei Tagen Arznei gegeben. Bei einer erneuten Gabe von Globuli riskieren Sie, Arzneimittelbilder (19. Kap.) auszulösen, was bedeuten würde, dass die Migräne durch übermäßige Gabe der Arznei fixiert würde. – Später ist durch eine zu häufige Gabe der Arznei eine erfolgreiche Therapie nicht mehr zu erwarten."

Mein Respekt vor der Erfahrung der alten homöopathischen Ärzte ließ mich zunächst von einer intensiven Gabe der Arznei Abstand nehmen, obwohl an dem Sinn der mir gegebenen Ratschläge erhebliche Zweifel bestehen blieben. Bei Akutbehandlungen hatte ich nämlich mit einer häufigen Gabe von Globuli beste Erfahrungen gemacht. Bei einem häufigen Einsatz von Arnica bei

Prellungen, von Belladonna bei hohem Fieber, Podophyllum bei explosionsartigem Durchfall und ähnlichen Akuterkrankungen waren die Patienten umso schneller von ihrem Leid befreit gewesen, je häufiger ich die Arznei gegeben hatte. Warum sollten sich diese Erfahrungen nicht auf Erstverschlimmerungen bei konstitutionellen Behandlungen, ja auf alle psychischen oder körperlichen Verschlimmerungen übertragen lassen? – Die Warnungen vor einer zu häufigen Arzneimittelgabe konnte ich nicht nachvollziehen

Wie beschrieben, traten die Migräneanfälle meines Patienten deutlich seltener auf. Wenn die Migräne jedoch auftrat, war sie kaum zu beeinflussen. Schließlich ignorierte ich alle bisherigen Ratschläge und ließ meinen Patienten während des Migräneanfalls unentwegt Globuli lutschen. Was für ein Erfolg! – Die Migräneanfälle verkürzten sich signifikant und der gesamte Heilungsverlauf erfuhr eine spürbare Besserung. Es wurde zu einem Leitspruch für alle meine Patienten: Bei jeder Verschlechterung häufige Einnahme von Globuli! - Sobald eine Besserung erkennbar ist, Schluss mit der Arznei!

Eine häufige Arzneigabe in jedwedes Leid, sei es psychisch, sei es körperlich, erspart dem Patienten unnötiges Leid.

So habe ich meine Patienten geschult, bei jeder Verschlechterung konsequent Globuli zu nehmen, sei es bei einer Depression, sei es bei einer Schlafstörung, beim Juckreiz einer Dermatitis, bei einem Rücken- oder Magenschmerz. Bei Beschwerden nicht kleckern, sondern klotzen!

Beispiel: Ein Patient ist von einem allergischen Juckreiz gepeinigt, er nimmt ein Kügelchen nach dem anderen. Der Juckreiz ist nach zwei Stunden – oft auch schon eher - spürbar vermindert. Nun stoppt der Patient die Arzneieinnahme. Nach einigen Stunden erneuter Juckreiz. Wiederum massive Einnahme der Arznei. Die Therapien verlaufen wellenförmig: besser – schlechter – besser – schlechter – besser... Eine Therapie kann nur dann erfolgreich genannt werden, wenn die Wellenkurve nach oben geht. Bei einem optimalen Verlauf muss es zu immer weiteren Besserungen kommen. Dem Patienten sollte es demnach z.B. nach vier Wochen deutlich besser gehen als zu Therapiebeginn und nach weiteren vier Wochen wiederum spürbar besser. Wenn der Patient der Regel „Globuli in die Verschlechterung hinein" folgt und nach Einnahme der Arznei stets Besserungen erlebt, wächst sein Vertrauen in die Therapie. Er muss nichts glauben, er spürt die Besserungen am eigenen Leibe. Wann immer ein Patient leidet, erwarte ich unter Einsatz des richtigen Mittels eine relativ schnelle Besserung, eine Besserung, die bei einigen Krankheiten nach Stunden, bei anderen nach Tagen, aber immer ganz offensichtlich geschehen muss, andernfalls wäre das Mittel falsch. Würde sich der Juckreiz eines Neurodermitispatienten bei massiver Einnahme des Konstitutionsmittels nach drei Stunden nicht bessern, wäre das Mittel falsch (meist lässt sich der Juckreiz schneller beseitigen). Wird ein Patient z.B. fünfmal nachts wach und nähme er daraufhin des Öfteren seine Arznei, muss der Schlaf in der folgenden Nacht eindeutig besser sein. Ansonsten wäre das Mittel falsch. Ein Patient hat eine Blasenentzündung. Er nimmt unentwegt seine Arznei. Nach drei Stunden brennt es beim Urinieren wie zuvor. Die Arznei ist falsch. Je mehr ein Patient leidet, desto schneller ist bei massiver Einnahme der Globuli zu beurteilen, ob die Arznei wirkt.

Der Erfolg der intensiven Therapie bedeutete für meine Patienten und auch für mich eine enorme Erleichterung. Auch ein schnelles Wissen um die Unwirksamkeit einer verabreichten Arznei bedeutet eine Erleichterung. Wenn ich weiß, dass eine Arznei nicht wirkt, verliere ich keine Zeit. Ich habe nun klare Verhältnisse und muss die Symptome neu aufnehmen. Eine positive Wirkung der Arznei lässt sich natürlich nur bei Einsatz des richtigen Mittels beobachten. Was tut man aber, wenn man als junger Homöopath mit der Auffindung des Konstitutionsmittels unsicher ist und zudem die Gabe symptombezogener kleiner Mittel mit Zweifeln behaftet ist? Würden sich diese Probleme lösen lassen?

3. Kapitel

Möglichkeiten und Grenzen des Konstitutionsmittels bei Akuterkrankungen

Eine Patientin litt unter Heuschnupfen und einer Neurodermitis. Ich gab ihr ihr Konstitutionsmittel Natrium muriaticum. – Was für eine Glückseligkeit für die Patientin und für mich! Nach Einnahme der Globuli kam es immer wieder zu überzeugenden Besserungen. Der Heilungsverlauf war optimal. Ich begann den unglaublichen Wert eines Konstitutionsmittels zu erfassen. Im Laufe der Zeit machte ich eine weitere, wertvolle Entdeckung: Dasselbe Konstitutionsmittel, welches der Patientin bei der Neurodermitis und beim Heuschnupfen geholfen hatte, half ihr auch bei späteren Erkrankungen, z. B. bei grippalen Infekten, bei Rückenschmerzen, bei Scheidenpilz, bei Fußpilz. Auch ein Harnwegsinfekt konnte mit Natrium muriaticum beherrscht werden. – Lassen Sie sich das einmal auf der Zunge zergehen! – Was für eine umfassende Wirkung eines Konstitutionsmittels! – Bei dieser Patientin brauchte ich nicht mehr zu repertorisieren, ihr Mittel half so gut wie immer. Kein Dozent hatte mich auf eine so durchschlagende, weitreichende Wirkung eines Konstitutionsmittels hingewiesen.

Diese Erfahrung führte zu der Annahme, dass jedes Konstitutionsmittel so umfassend wirken müsse. Ich war über Krankheitsverläufe irritiert, die nicht so erfolgreich und überzeugend verliefen. Schauen sie sich z.B. diese Patientin an: Sie litt unter starken Blähungen, Schmerzen unter dem rechten Rippenbogen und zeigte weitere sogenannte Leitsymptome (19. Kap.): starkes Verlangen

23

nach Süßigkeiten, konnte keinen Gürtel um den Bauch vertragen. Diese Symptome wiesen auf das homöopathische Mittel Lycopodium hin. Nach Gabe von Lycopodium freuten wir uns über die positive Wirkung, keine Blähungen mehr, keine Schmerzen unter dem rechten Rippenbogen.

So weit, so gut. – Aber warum half Lycopodium dieser Patientin nicht bei ihrem Rückenschmerz, nicht bei grippalen Infekten und nicht bei einer späteren Blasenentzündung – sprich bei Beschwerden, bei denen im obigen Beispiel Natrium muriaticum eine so deutliche Wirkung gezeigt hatte? – War das Konstitutionsmittel dieser Patientin doch nicht Lycopodium?

Kann es sein, dass die Konstitutionsmittel unterschiedliche Wirkungsspektren haben, in dem Sinne, dass ein Mittel umfassender und ein anderes Mittel weniger umfassend wirkt?

Was kann man von einem Konstitutionsmittel verlangen und was nicht? – Ich hatte zunächst keine Erklärung dafür, warum in einem Fall mit einem Konstitutionsmittel revolutionäre Besserungen ausgelöst werden und in einem anderen Fall lediglich partielle Verbesserungen, wie offensichtlich bei meiner Lycopodium-Patientin.

Dieselbe Patientin konsultierte mich eines Tages wegen eines Harnwegsinfektes. Sie war der Regel gefolgt: Verlasse nie eine Arznei, welche zuvor geholfen hat – insbesondere nicht, wenn es sich um das Konstitutionsmittel handelt! So hatte sie bereits Lycopodium eingesetzt – jetzt allerdings ohne Erfolg. Ich nahm die Symptome neu auf. Wir standen in permanentem Telefon-Kontakt. Sie müssen sich eine schwerkranke Patientin vorstellen, mit zeitweiliger Schmerzhaftigkeit in beiden Nierenlagern und rezidivierenden Fieberschüben – Hinweise für eine Nierenbeckenentzündung. Jetzt musste ich eine Arznei suchen, welche die akuten Symptome abdeckte. War diese Arznei nicht mehr wirksam, musste ein neues Mittel gefunden werden. Die Arzneien wirkten stets überzeugend, allerdings immer nur für eine gewisse Zeit. Insbesondere neu auftretende Symptome wiesen auf die jeweilige Folgearznei hin. Es geht mir im Augenblick nicht um die Einzelheiten des Repertorisierens. Deshalb vieles nur schlagwortartig:

- Brennen beim Wasserlassen – Cantharis
- Der Schmerz erstreckt sich von der Nierengegend zu den Seiten und in die Harnblase – Berberis
- Nierenlager massiv schmerzempfindlich, hohes Fieber – Belladonna
- Erneute Fieberschübe, brennende Schmerzen in der Harnröhre – Arsenicum album
- Heftige Schmerzen am Schluss des Urinierens – Sarsaparilla

(Nach erfolgreicher Therapie lasse ich in derartigen Fällen Blut- und Urin-Diagnostik sowie bakteriologische Untersuchungen vornehmen, um auch von dieser Seite Entwarnung geben zu können.)
Die Patientin war glücklich. Der Harnwegsinfekt war mit homöopathischen Mitteln kuriert worden. Frühere Harnwegsinfekte waren von ihrem Urologen stets mit Antibiotika behandelt worden. Ich war erleichtert, dass es der Patientin besser ging und nahm bei nächster Gelegenheit erneut alle Symptome auf, um ihr Konstitutionsmittel zu überprüfen. Alles wies weiterhin auf Lycopodium hin. Und da der Patientin bei späteren Erkrankungen Lycopodium erneut eindeutig geholfen hat, bestand für mich kein Zweifel an der Arznei.
Ich habe bei der Therapie von hochaktuen Erkrankungen, wie z.B. bei dem beschriebenen Harnwegsinfekt, zweierlei Erfahrungen gemacht: Einmal hat das Konstitutionsmittel bei dem Harnwegsinfekt sehr gut geholfen, bei einem anderen Patienten hat das vermutliche Konstitutionsmittel Lycopodium – wie oben beschrieben – nicht geholfen.

Warum hilft das Konstitutionsmittel in dem einen Fall und in dem anderen nicht?

Wann ist bei hochakuten Erkrankungen der Einsatz des Konstitutionsmittels erfolgversprechend, und wann nicht?

Nehmen wir einmal an, wir haben zwei völlig unterschiedliche, konstitutionelle Typen vor uns. Plakativ: Einer soll warmherzig und mitfühlend sein, der andere jähzornig und bösartig. Beide essen salmonellenverseuchtes Fleisch. Es kommt zu hohem Fieber und Brechdurchfall – selbst ein Schluck Wasser wird umgehend erbrochen. Beiden ist so elend, dass sie am liebsten sterben möchten. – Hier fällt es nicht schwer zu begreifen, dass die jeweilige ursprüngliche, konstitutionelle Ebene durch eine akute Resonanzlage überlagert worden ist. Bei dieser Akuterkrankung ist das Warmherzige und das Bösartige einfach nicht mehr existent. Die Akutsymptomatik hat ursprüngliche, individuelle, konstitutionelle Symptome sozusagen erschlagen. Beiden Patienten wird Arsenicum album helfen, hier als Akutarznei angewandt. Ein Therapieversuch mit den Konstitutionsmitteln wäre zum Scheitern verurteilt.

Hat meiner Lycopodium-Patientin bei ihrem Harnwegsinfekt Lycopodium deshalb nicht geholfen, weil auch sie in eine akute Resonanzlage „gesprungen" ist? – Bei ihrer hochakuten Erkrankung war sie dann eben nicht mehr in der Lycopodium-Resonanz, sondern für einige Zeit u.a. in der von Cantharis oder Belladonna, welche nun für die Akutsymptome bestimmend war.

Es ist eine tägliche Erfahrung, dass z.B. bei einer akuten Mittelohrentzündung viele Konstitutionsmittel nicht wirken. Sehr oft benötigt man hier Pulsatilla, Belladonna und andere Mittel. Wird in der Rubrik „akute Mittelohrentzündung" im Repertorium das Konstitutionsmittel des Patienten aufgeführt, so muss es dennoch in Erwägung gezogen werden. Ist in dieser Rubrik das Konstitutionsmittel überhaupt nicht repräsentiert, wäre ein Therapieversuch mit diesem Mittel reine Zeitverschwendung. Hier würden die aktuellen Symptome auf die nötige Arznei hinweisen.

Bei einer akuten Mittelohrentzündung eines Nux vomica-Patienten lohnt der Einsatz von Nux vomica deshalb nicht, weil dieses Mittel in der entsprechenden Rubrik überhaupt nicht vertreten ist. Nux vomica hat sozusagen mit dem Mittelohr nichts am Hut. Im Gegensatz dazu ist Natrium muriaticum in dieser Rubrik vertreten. Es müsste also bei einem konstitutionellen Natrium muriaticum-Patienten in Erwägung gezogen werden.

Das Repertorium hilft also bei der Entscheidung zwischen dem Konstitutionsmittel und der lediglich die Akutsymptome abdeckenden Arznei. Wenn man sich nicht die Mühe der Repertorisation macht und bei hohem Fieber undifferenziert zu Belladonna greift, übersieht man, dass im Einzelfall dem Patienten besser geholfen werden kann: Ein Natrium muriaticum-Patient, der während eines „Froststadiums im Fieber" heftige Kopfschmerzen hat, würde nämlich Natrium muriaticum erhalten, welches in der entsprechenden Rubrik höchstwertig (siehe Wertigkeit 19. Kap.) vertreten ist. Die ebenfalls hochwertig vertretenen Belladonna, Nux vomica und Sepia würden mich in diesem Zusammenhang nicht interessieren.

Was geben Sie einem Patienten, der plötzlich mit großer Gewalt den Stuhl entleert? Überall höre ich Podophyllum-Rufe. Stimmt ja auch! – Aber auch hier gibt es starke Argumente für den Einsatz von Natrium muriaticum, insbesondere wenn es sich um einen Natrium muriaticum-Patienten handelt. In der Rubrik „Entleerung mit großer Gewalt" ist Natrium muriaticum mit höchster Wertigkeit angegeben. Wenn eine Akutsymptomatik hochwertig auf eine Arznei hinweist und diese Arznei auch noch identisch mit dem Konstitutionsmittel des Patienten ist, ist ein Therapieerfolg so gut wie sicher. Die Repertorisation gibt Auskunft über eine potenzielle Wirksamkeit eines Konstitutionsmittels beziehungsweise über eine fehlende Wirksamkeit bei Akutsymptomen.

Die Frage nach den Möglichkeiten und Grenzen des Konstitutionsmittels bei Akuterkrankungen war gelöst. Ungelöst blieb weiterhin die Frage nach den unterschiedlichen Wirkungsspektren der einzelnen Konstitutionsmittel. Zu Recht stellte mir die Lyco-podium-Patientin die Frage: „Ich habe beim ersten Anzeichen des Harnwegsinfektes Lycopodium genommen. Wenn dieses Mittel wirklich mein Konstitutionsmittel ist, hätte es doch meine Konstitution stärken müssen, so dass mir die schwere Nierenbecken-entzündung erspart geblieben wäre." – Sie sprach einen wunden Punkt an. Eine sichere Antwort konnte ich ihr damals nicht geben. Sie zweifelte an ihrem Konstitutionsmittel. Ein weiterer Punkt ihrer Kritik: „Wissen Sie, dass ich die Theorie von den Konstitutions-mittel überhaupt nicht mag? Damit stecken Sie die Patienten in Schubladen. Ich mag es nicht, wenn man mich in eine Schublade steckt."

Damals sah ich es so: Es gibt archetypische Grundmuster in der Natur. Es gibt Blumen, die viel Wasser brauchen, die stecken wir in die „Viel-Wasser-Schublade", es gibt Blumen, die wenig Wasser brauchen, die stecken wir in die „Wenig-Wasser-Schublade", Pflan-zen, die Schatten brauchen, kommen in die „Schatten-Schublade", und Pflanzen, die Sonne brauchen, in die „Sonnen-Schublade". Bei den psychischen und körperlichen Symptomen der Menschen sind ebenfalls Grundmuster zu erkennen. Der eine Mensch ist introvertiert, der andere extrovertiert. Einer ist aufbrausend und hat Kopfschmerzen durch Zorn, ein anderer hat Schlafstörungen bei Kummer. Der eine neigt zur trockenen Haut, der andere zur feuchten Haut usw. Die Konstitutionsmittel sind demnach Aus-druck von Grundmustern der menschlichen Natur. Es tut mir leid, dass einige „ihre Schublade" als Kränkung erleben.

Die Patientin war nicht zufrieden: „Korrigieren Sie mich, wenn ich etwas Falsches sage! – Sie halten mich für einen aufgeblasenen Luftballon, halten mich für nicht authentisch, Sie glauben, dass ich mich mit einer Fassade von unechtem Verhalten umgebe und dass ich zur Lüge neige. – Richtig?" – Daher also wehte der Wind! Die Patientin hatte offensichtlich in einer Arzneimittellehre (19. Kap.) über Lycopodium nachgelesen und fand diese Arznei extrem un-sympathisch. Obwohl ihr Lycopodium oft geholfen hatte, war sie durch die Festlegung auf dieses Mittel gekränkt. Am liebsten hätte sie von mir gehört, dass ich mich geirrt hätte. Wie gerne wäre sie ein mitfühlender Phosphor-Typ gewesen! Ich versuchte, die Patientin zu beschwichtigen. „Lassen Sie uns nicht über theoretische Dinge diskutieren! Sie selbst haben bestätigt, dass Lycopodium Ihnen immer wieder überzeugend geholfen hat, auch wenn ich Ihnen bei dem Harnwegsinfekt Akutmittel habe geben müssen!" Die Patientin wehrte sich mit Händen und Füssen gegen Lycopodium.

Ich weiß heute nicht mehr, wie damals das Gespräch geendet ist. Ich weiß, was ich ihr heute sagen würde: „Lycopodium-Menschen sind Menschen, die sich intuitiv eine Fassade zulegen, um sich vor Verletzungen zu schützen. Wenn Sie von Ihrem Mann regelmäßig verprügelt werden und ein Bekannter fragt Sie: - Na, Frau Schulz, wie geht es Ihnen – dann wären Sie verrückt, wenn Sie jedermann die Wahrheit erzählen würden. Sie müssen sich vor zu viel Nähe abschirmen. Ihre Prügel gehen niemanden etwas an. Und so entwickeln Sie einen Schutzwall. Das geschieht unbewusst, ohne dass Sie sich das vornehmen. Gut so! "

Ich würde es für falsch halten, hier von Lügen zu sprechen. Sicher ist dies ein übertriebenes Beispiel. Es soll lediglich erklären, welche Lebensumstände eine Lycopodium-Resonanz bahnen können.

Es kam gar nicht so selten vor, dass einzelne Patienten die „konstitutionelle Schublade" als Kränkung erlebt haben. So auch eine Mutter, die mich wegen ihres Kindes konsultierte. Das Kind onanierte bei jeder sich bietenden Gelegenheit – selbst in der Öffentlichkeit. Zudem war das Kind aggressiv und hatte die Neigung, andere Personen zu schlagen. Ich gab dem Kind Hyoscyamus. Die positiven Veränderungen waren beglückend. Das zwanghafte Onanieren hörte buchstäblich sofort auf. Auch was die Aggressivität anging, war das Kind nicht mehr wiederzuerkennen. Die Reaktion der Mutter war ambivalent. Einerseits war sie mit dem therapeutischen Erfolg sehr zufrieden – andererseits zeigte sie sich entsetzt. Sie hatte über Hyoscyamus nachgelesen. „Das ist ja ein entsetzliches Konstitutionsmittel, das Sie für mein Kind gefunden haben! Haben Sie das Hexenkraut verordnet, weil Sie in meinem Kind eine Hexe sehen?"

Ich hatte mich in den geschilderten Fällen, in dem einen Fall auf Lycopodium und in dem anderen auf Hyoscyamus festgelegt. Es gab keinen Zweifel: In beiden Fällen hatten die Arzneien wunderbar geholfen. Aber auch daran gab es keinen Zweifel: In beiden Fällen halfen die Arzneien eines Tages nicht mehr.

Ich erinnere mich an Vorlesungen in der Ausbildung zur Homöopathie. Ein Freiwilliger wurde nach vorne gebeten, um von dem Dozenten sein Konstitutionsmittel bestimmen zu lassen. Stichwortartig: Der befragte Kollege wurde als mitfühlend und warmherzig eingestuft. Man glaubte, eine Neigung zu Ängsten zu erkennen, und da er auf der rechten Seite schläft und gerne Kaltes trinkt, war allen klar: Hier haben wir einen typischen „Phosphor-Menschen" vor uns.

In den Vorlesungspausen lief ein Kollege genervt umher. Irgendetwas hatte ihn wütend gemacht. Hinter mir flüsterte einer: „Da vorne läuft die Brechwurzel Nux vomica". Das war sicherlich nicht ganz so ernst gemeint, aber es wurde zwischen den Zeilen und auch bisweilen expressis verbis die Überzeugung zum Ausdruck gebracht, dass jeder Mensch ein fixiertes Konstitutionsmittel habe. Einmal Phosphor – immer Phosphor, einmal Lycopodium – immer Lycopodium, einmal Calcium carbonicum – immer Calcium carbonicum, einmal Silicea – immer Silicea.

Frage: Ist jeder Mensch schicksalhaft, quasi von seinem Karma ausgehend, auf ein bestimmtes Konstitutionsmittel festgelegt? Antwort: Nein! In dem hier angesprochenen Sinne ist er das nicht. Hätte ich das nur eher gewusst! – Der Lycopodium-Patientin und der Hyoscyamus-Mutter wären Kränkungen erspart geblieben.

4. Kapitel

Im Zweifelsfall immer zuerst ein Versuch mit dem Konstitutionsmittel

Eine Patientin klagte über mangelnde Energie und große Konzentrationsschwäche. Ihr Konstitutionsmittel, welches ihr bisher stets gut und über einen langen Zeitraum geholfen hatte, zeigte nun keinerlei Wirkung. Warum nur half das Mittel auf einmal nicht mehr?

Die von der Patientin geschilderten Beschwerden waren unspezifisch. Ich musste den Fall neu aufnehmen. Ein Symptom war auffallend: In der letzten Zeit habe sie immer wieder vom Sterben geträumt. Dies war ein *neues* Symptom. Neue Symptome sind für die Arzneifindung wichtig, weil sie auf die richtige Arznei hinweisen können, welche der Patient zurzeit benötigt. Im Repertorium fand sich in der entsprechenden Rubrik unter anderem Arnica. Arnica ist eine homöopathische Arznei, welche oft nach traumatischen Verletzungen eingesetzt werden muss. Daher meine Frage an die Patientin, ob sie sich in der letzten Zeit verletzt habe? Dies war ein Volltreffer. Die Patientin hatte vor einigen Monaten einen schweren Verkehrsunfall gehabt und bestätigte rückblickend, dass sie seit dieser Zeit nicht mehr so recht auf die Beine gekommen sei, dass die Energielosigkeit seit dem Verkehrsunfall bestehe. Arnica hat der Patientin erwartungsgemäß sofort überzeugend geholfen. Ihr eigentliches Konstitutionsmittel hatte deshalb keine Wirkung gezeigt, weil sich durch den Verkehrsunfall mit Schockzustand ihre Resonanzlage geändert hatte. Eine *bestimmte* Ursache, lateinisch „Causa", kann die Resonanzlage eines Menschen verändern und erfordert dann eine diese Ursache berücksichtigende, spezifische

31

Arznei. Ein auslösender Faktor einer Erkrankung wird sich nicht immer ermitteln lassen. Wenn er sich jedoch ermitteln lässt, führt diese Kenntnis schnell zu einer Gruppe von Arzneimitteln oder manchmal zu einer einzigen Arznei.

Beispiele für auslösende Faktoren und hier wirksame Arzneien:

- Beschwerden durch Schreck: Ignatia, Opium, Aconitum, Natrium muriaticum, Acidum phosphoricum, Phosphor u.a.
- Asthma durch Erkältung: Spongia u.a.
- Asthma durch Gemütsbewegungen: Aconitum, Coffea, Gelsemium, Ignatia u.a.
- Asthma durch Impfung: Thuja
- Asthma nach unterdrückten Hautausschlägen: Pulsatilla, Carbo vegetabilis, Sulfur, Arsenicum album u.a.
- Kopfschmerz nach Schreck: Aconitum, Ignatia, Pulsatilla u.a.
- Kopfschmerz nach Verletzungen: Arnica, Natrium muriaticum, Natrium sulfuricum, Staphisagria u.a.
- Nach Impfung: Silicea, Sulfur, Thuja, Malandrinum, Arsenicum album u.a.
- Krämpfe nach Kummer: Hyocyamus, Ignatia, Natrium muriaticum, Opium u.a.
- Krämpfe nach Impfungen: Silicea
- Durchfall nach Enttäuschung: Colocynthis, Staphisagria u.a.
- Durchfall nach Schreck: Aconitum, Gelsemium, Ignatia, Argentum nitricum, Acidum phosphoricum, Pulsatilla u.a.
- Menses durch Kummer: Ignatia

Natürlich braucht sich dies alles niemand zu merken. Dafür haben wir die Repertorien (Kap. 19). Die willkürlich ausgewählten Beispiele sollen motivieren, selbstständig nach möglichen auslösenden Krankheitsursachen zu forschen.

Viele Patienten haben sich aus Begeisterung für die Homöopathie einen großen Wissensstand erworben. Ich habe es mir zur Gewohnheit werden lassen, eine Therapie so transparent wie möglich zu gestalten und mache kein Geheimnis aus meinen Gedankengängen, meinen differenzialdiagnostischen Überlegungen und selbstverständlich auch nicht aus den verordneten Arzneien. Wenn ein Patient die große Bedeutung von auslösenden Ursachen kennt, sagt er z.B.: Damals nach dem Tod meines Vaters fingen meine Schlafstörungen an. Damals, als ich am Arbeitsplatz gemobbt wurde, stellte sich meine Neurodermitis ein. Damals, nach einer Unterkühlung, damals, nach einem großen Ärger, damals, nach der Notlandung mit dem Flugzeug usw. So kann der Patient bei der Arzneimittelfindung helfen.

Es gibt Erkrankungen, bei denen ein Konstitutionsmittel „zufälligerweise" auch eine Causa mit abdeckt.
Beispiel: Ein Patient hatte immer wieder mit gutem Erfolg Ignatia erhalten und ich betrachtete Ignatia als sein Konstitutionsmittel. Eines Abends kam der Patient nach Hause, öffnete die Wohnungstür und vor ihm stand ein Einbrecher. Der Einbrecher stieß meinen Patienten zur Seite und floh. Seit diesem Ereignis litt mein Patient unter Durchfällen. – Welche Arznei würden Sie ihm geben? – Schauen Sie sich die obigen Beispiele für auslösende Ursachen noch einmal an! Ganz offensichtlich war ein großer Schreck der Auslöser für die Beschwerden gewesen. Wenn Ignatia meinem Patienten bisher bei konstitutionellen Beschwerden geholfen hat, wird er jetzt ebenfalls innerhalb der Ignatia-Resonanz reagieren, weil Ignatia auch eine „Schreck-Arznei" ist. Hier decken sich „Causa-Symptome" mit konstitutionellen Symptomen. In derartigen Fall braucht man z.B. Aconitum kaum in Erwägung zu ziehen.

Das Konstitutionsmittel eines anderen Patienten ist Staphisagria. Was geben Sie ihm bei Durchfall, der nach einer Enttäuschung aufgetreten ist? - (Schauen Sie in die Liste der Beispiele!) – Staphisagria.

Das Konstitutionsmittel eines weiteren Patienten ist Natrium muriaticum. Was geben Sie ihm bei Durchfall nach Enttäuschung? – Staphisagria. Natrium muriaticum kommt hier nicht in Frage, da es in der entsprechenden Rubrik nicht vertreten ist.

> *Die durch eine bestimmte Ursache hervorgerufene Resonanzänderung kann nachhaltig sein.*

Auch noch Jahre nach einem auslösenden Ereignis ist eine erfolgreiche Therapie möglich. Ein Patient, der z. B. seit zwei Jahren – nach einer erlittenen Kränkung – unter Durchfällen leidet, hat auch heute noch eine große Chance, durch Staphisagria geheilt zu werden.

Bei einer vor Jahren durchgemachten Schädelprellung mit folgendem Kopfschmerz ist der Einsatz von Arnica auch heute noch erfolgversprechend. Sie sehen, wie wichtig das Auffinden einer Ursache sein kann.

Bei einer homöopathischen Anamnese gelten Geist- und Gemüt-Symptome als entscheidend für die Arzneifindung. Dennoch hat ein auslösender Faktor eine noch höhere Priorität. Es dürfte klar sein, warum das so ist: Weil der Patient – ähnlich wie bei Akuterkrankungen – sich durch eine auslösende Ursache aktuell auf einer anderen Resonanzebene befinden kann. Entscheidend für die Arzneifindung ist immer die *aktuell* herrschende Resonanzlage.

Die Auffindung der Causa ist nicht immer einfach. Ein Säugling wird mir nach einer Impfung vorgestellt. Bisher war das Kind pflegeleicht und unauffällig. Nach der Impfung war es ein anderes Kind. Es schrie immer wieder und ließ sich lange Zeit nicht beruhigen. Herumtragen besserte den Zustand. Bei der Untersuchung fiel mir ein leichtes Zucken um den Mund herum auf. – Denken Sie jetzt: Der Fall ist einfach – auslösende Ursache – Impfung – und entscheiden sich für die Rubrik „nach Impfung"? – So wären Sie nicht weitergekommen. Beachten Sie die anderen Symptome: das Kind schreit, getragen werden bessert, Zucken um den Mund.

34

Hier werden Sie z. B. Thuja und Silicea vergeblich finden. Wenn ich Ihnen jetzt schildere, wie die Mutter mir die Reaktion ihres Kindes bei der Impfung beschrieb, kommen sie auf die Arznei: Der Säugling hat sich durch den Einstich mit der Impfnadel furchtbar erschreckt und schrie nach Schilderung der Mutter lange Zeit geradezu hysterisch. Nicht die Impfung selbst, sondern der damit verbundene Schreck war die auslösende Ursache gewesen. In den entsprechenden Rubriken – Schreck – Hysterie - möchte getragen werden – Zucken um den Mund – ist Ignatia durchweg vertreten. Nach Gabe von Ignatia hatte die Mutter ihr altes Baby wieder.

Auch bei Verletzungen, beim Sonnenbrand, beim Sonnenstich, Frakturen, Schürfwunden, wechselt der Patient meist die Resonanzlage. Dabei ist es nicht relevant, ob man Verletzungen zu den akuten Erkrankungen oder zu „Causa-Erkrankungen" rechnet – entscheidend ist der Resonanzwechsel.

Es gibt viele homöopathische Bücher, die wirksame Arzneien für diese Indikationen beschreiben. Man spricht hier von *bewährten Indikationen*. (19. Kap.)

Wie sieht es denn hier mit der Wirksamkeit eines Konstitutionsmittels aus? Wenn ein konstitutioneller Staphisagria-Patient eine Schnittwunde hat, wird ihm sein Konstitutionsmittel helfen, da Staphisagria im Repertorium in der Rubrik „Schnittwunden" aufgeführt ist. Bei einem Insektenstich muss Natrium muriaticum in Erwägung gezogen werden, weil es in der entsprechenden Rubrik vertreten ist.

Wenn man einmal zu einer falschen Arznei greift, braucht man sich keine Sorgen zu machen. Ich fürchte keine Schäden durch die kurzzeitige Einnahme einer falschen Arznei. Spätestens nach Gabe der richtigen Arznei verzeiht die Natur den Fehler.

Lassen Sie uns einmal ein Beispiel durchsprechen. Sie sind im Urlaub, ein Homöopath ist nicht erreichbar, ein Repertorium besitzen Sie nicht oder können damit nicht umgehen. Sie bekommen jetzt einen Harnwegsinfekt. Eine auslösende Ursache für den Harnwegsinfekt ist nicht erkennbar. Eine homöopathische Reiseapotheke haben Sie sich möglicherweise zugelegt, eine Arznei für die bewährte Indikation „Harnwegsinfekt" ist nicht dabei. Was sollen Sie jetzt tun?

Sie können nicht wissen, ob ihr Konstitutionsmittel, das Sie hoffentlich immer bei sich haben, die Symptome der Blasenentzündung abdeckt oder nicht. Vielleicht haben Sie Glück. Wenn der letzte Tropfen beim Urinieren am meisten schmerzt – und Ihr Konstitutionsmittel Natrium muriaticum ist, würde Natrium muriaticum tatsächlich helfen. (Die für dieses Symptom eigentlich typische Arznei Sarsaparilla, würden Sie wahrscheinlich nicht benötigen.)

Nehmen wir an, Sie hätten den hauptsächlichen Schmerz in der Harnröhre, wenn Sie nicht urinieren und Ihr Konstitutionsmittel wäre Staphisagria, würden Sie eine Akutarznei nicht benötigen. Staphisagria würde Ihnen hier helfen.

Also:

Im Zweifelsfall lohnt sich auch bei Akutkrankheiten zuerst immer ein Versuch mit dem Konstitutionsmittel. Das Schlimmste, was passieren kann, ist, dass es nicht hilft.

5. Kapitel

Hochpotenzen

Ein Patient hatte Schmerzen in seinen Hand- und Fingergelenken **(Rhus toxicodendron – höchste Wertigkeit)**, hauptsächlich morgens am Beginn der Bewegung **(Rhus tox – höchste Wertigkeit)**. Durch fortlaufende Bewegung besserten sich die Beschwerden **(Rhus tox – höchste Wertigkeit)** ebenso wie durch Wärme **(Rhus tox – höchste Wertigkeit)**. Eine im Handgelenk und in den Fingergelenken empfundene Steifheit verschlechterte sich regelmäßig bei nasskaltem Wetter **(Rhus tox – höchste Wertigkeit)**. Außerdem zeigten die beschriebenen Gelenke leichte Schwellungen **(Rhus tox – höchste Wertigkeit)**.

Da die beschriebenen Symptome eindeutige Rhus toxicodendron-Symptome sind, kam eine andere Arznei nicht in Frage. Ich gab dem Patienten Rhus tox C6, später C12, später C30 (19. Kap.). Und? – Es tat sich überhaupt nichts. Rhus tox half nicht. Da wird man von nicht wegzudiskutierenden Rhus tox-Symptomen geradezu erschlagen, und Rhus tox hilft nicht! Störte der Patient die Therapie? – Mögliche Störungsquellen waren schnell abgefragt: Der Patient benutzte kein Deo, keine Kräutertees oder Kräutersalben, keine Pfefferminzprodukte, er trank keinen Kaffee, er nahm keine anderen homöopathischen Arzneien.

Ich hatte auf der Suche nach Lösungen des Problems einen frustrierenden Weg vor mir. Was hatte man mir in der homöopathischen Ausbildung erzählt? –

Wenn nach Gabe einer Arznei eine Reaktion ausbleibt, obwohl die Arzneiwahl gut begründet ist, seien *spezielle* Arzneien angezeigt, die die offensichtliche Reaktionsschwäche des Patienten beheben sollen. Als Reaktionsmittel werden unter anderem Carbo vegetabilis, Laurocerasus, Nitricum acidum und insbesondere Sulfur genannt. – Wie war das zu bewerten? Sollte ich dem Patienten mit *eindeutigen* Rhus tox-Symptomen jetzt z.B. Sulfur geben, einfach nur so, ohne dass der Patient Sulfur-Symptome zeigte? – Ich habe es versucht. Hat es was gebracht? Überhaupt nichts!

Bei erfolgloser Arzneigabe könne man auch sogenannte *Kollateralmittel* in Erwägung ziehen. Das sind Arzneimittel, die in vielen Bereichen ein ähnliches Arzneimittelbild aufweisen, wie die verabreichte Arznei. Als Kollateralmittel für Rhus toxicodendron wird u.a. Bryonia angegeben. Auch das habe ich versucht. – Ohne jeden Erfolg. Bryonia hätte nur dann eine Chance auf Wirksamkeit gehabt, wenn der Patient tatsächlich Bryonia-Symptome aufgewiesen hätte. Man braucht sich also nicht zu wundern, dass Bryonia bei meinem Rhus tox-Patienten nicht geholfen hat. Ich habe den Begriff des Kollateralmittels zu keiner Zeit als hilfreich empfunden.

Es werden *Ausleitungsmittel* beschrieben, die angeblich eine „Reinigung" des Organismus bewirken können und nach deren Gabe eine blockierte Arznei dann endlich wirksam sein sollte. Unter diesen Mitteln werden Tuberkulinum, Pulsatilla, Nux vomica, Chelidonium und auch Sulfur genannt. Ich verzichte auf eine detaillierte Beschreibung meiner therapeutischen Versuche, die ich rückwirkend als Herumprobieren ansehe. Ich befolgte etliche Ratschläge. Die Therapieblockade ließ sich nicht beheben. Nach dem Dazwischenschalten oben erwähnter Arzneimittel habe ich immer wieder Rhus toxicodendron versucht – ohne Erfolg.

Man kann mithilfe der Homöopathie sehr viele Krankheiten heilen. Es wäre jedoch eine Hybris, zu glauben, man könne mit der Homöopathie jede Krankheit heilen. Hatte ich mit dem Rhus tox-Patienten einen nicht heilbaren Fall vor mir? Einen jener Fälle, bei denen die Krankheitssymptome psychoanalytisch als unbewusster „Krankheitsgewinn" für den Patienten interpretiert werden und darin dann die mangelnde Heilbarkeit begründet liegt?

Bevor man einen Patienten für nicht heilbar erklärt, sollte man tunlichst zunächst an der eigenen Mittelfindung zweifeln. Hatte ich etwas übersehen? Das beschriebene Rhus tox-Problem blieb mir für eine lange Zeit quälend erhalten.

Ein weiterer Problemfall:
Ein 28-jähriger Patient mit chronischen Durchfällen. Es handelte sich um einen äußerst sensiblen, schnell kränkbaren, gehemmten Patienten. Er neigte zu gelegentlichen heftigen Zornesausbrüchen, die von Schweißausbrüchen und Zittern begleitet waren. Es kam vor, dass er vor Wut einen Gegenstand an die Wand feuerte. In seiner Kindheit hatte mein Patient stets parieren müssen. Sein narzisstisch gestörter Vater verlangte von seiner Familie, dass sie stets seinen Vorstellungen zu entsprechen hätte. Er musste als Kind gegen seinen Willen Klavier üben. Um den Stolz seines Vaters zu befriedigen, wurde er durch intensiven Nachhilfeunterricht zu besten Zensuren getrieben. Eine entspannte Familienatmosphäre hatte er in seiner Kindheit nie kennengelernt, da seiner Mutter bei ihrem diktatorischen Ehemann oft die Galle überlief und Schreierei an der Tagesordnung war. Mein Patient musste sich vor der psychischen Inkontinenz seiner Eltern in Acht nehmen und war zudem in der Schule, aufgrund seiner Gehemmtheit, ständigen Hänseleien ausgesetzt. Wenn er die Demütigungen nicht mehr ertragen konnte, kam es zu heftigen Wutausbrüchen.
Die erste Arznei, an die man bei Unterdrückungen besonders auf der emotionalen Ebene denken muss, ist Staphisagria. Dieser Fall schien mir deshalb besonders einfach, weil die Durchfälle des Patienten erstmalig nach einer schweren Kränkung aufgetreten waren. Der Patient hatte seine Doktorarbeit erfolglos abgebrochen, worauf sein Vater ihn in einem emotionsgeladenen Gespräch auf furchtbare Weise entwertete. Unmittelbar nach dieser Auseinandersetzung waren die Durchfälle aufgetreten. „Diarrhoe nach

Kränkung" entspricht inhaltlich „Diarrhoe nach Enttäuschung". In dieser Rubrik ist Staphisagria zweiwertig vertreten (4. Kap.). Etwas anderes als Staphisagria kam nicht in Frage. Ich gab dem Patienten Staphisagria C30 und wegen völliger Wirkungslosigkeit schließlich Staphisagria C200 (siehe C-Potenzen 19. Kap.). Ich konnte es nicht fassen: Es zeigte sich keinerlei positive Wirkung.

Zum damaligen Zeitpunkt überlegte ich mir, mit der Homöopathie aufzuhören. Sollte ich zur „reinen" Schulmedizin zurückkehren? Zu einer Medizin der Symptomendeckerei? Neurodermitis – Cortisonsalbe, Asthma bronchiale – Cortison-Spray, Rheumatismus – Cortison-Tabletten, Entzündungen – Antibiotika, Antiphlogistika, hoher Blutdruck – Beta-Blocker, ACE-Hemmer. – Patient raus! – Der nächste bitte! – Dies war unbefriedigend gewesen. Einerseits hatte ich mit der Homöopathie bisher nicht für möglich gehaltene Erfolge gehabt. Auf der anderen Seite verunsicherten mich die Misserfolge der beschriebenen Rhus tox- und Staphisagria-Therapie sowie anderer problematischer Fälle. Ich dachte: Die Homöopathie ist zu schwer für mich. Ich kann das einfach nicht. Oder ist es doch nur ein Lotterie-Spiel? Einmal hilft eine wohlbegründete Arznei überzeugend und einmal nicht. Woran liegt das nur, es war zum Verzweifeln!

Ich wusste von Patienten, die andernorts jahrelang erfolglos behandelt und immer wieder zur Geduld ermahnt worden waren. Es wurden unendlich viele Arzneien ausprobiert und die Patienten wurden mit Hinweisen auf „miasmatische" Störungen (19. Kap.) vertröstet. Da wurde „ausgeleitet", da wurden „Antiblockierungsmittel" gegeben – nur eins wurde nicht gemacht, dem Patienten ehrlich mitgeteilt: „Ich weiß nicht, warum ihre Arznei nicht wirkt." Der therapeutische Misserfolg wurde einer schlechten Konstitution des Patienten zugeschrieben. Dies erinnert an die weit verbreitete Praxis bei vergeblichen Venenpunktionen, den „Rollvenen" des Patienten die Schuld zu geben. Immerhin war es tröstlich für mich, dass ich nicht der Einzige war, der Probleme hatte.

Bei meinem mutmaßlichen Staphisagria-Patienten war ich in die Enge getrieben. Ich entschloss mich zum ersten Mal, höchste Potenzen einzusetzen, vor deren angeblicher Brisanz ich vielfach gewarnt worden war. Glauben Sie nicht, dass eine C1.000 oder eine C10.000 irgendetwas gebracht hätte! Die Durchfälle bestanden jetzt schon längere Zeit und ich wunderte mich, dass der Patient nicht die Therapie aufgegeben hatte. Ich dachte mir: Wenn die Arznei bei diesem klassischen Staphisagria-Patienten nicht hilft, taugt die gesamte Homöopathie nichts. Ich gab zum ersten Mal einem Patienten eine sehr hohe Potenz, hier Staphisagria C50.000. Wenn Sie genau hinhören, können sie mein Aufatmen heute noch hören. Die C50.000 brachte umgehend einen eindeutigen Erfolg. Der Patient fragte mich vorwurfsvoll, warum ich ihm diese Potenz nicht gleich am Beginn der Therapie gegeben hätte. Vergleichbare Fälle habe ich später immer wieder erlebt. Zu meiner Beruhigung habe ich im Laufe der Zeit erfahren, dass es eine ganze Reihe von Homöopathen gibt, die mit Hochpotenzen arbeiten.

Heute weiß ich, dass bei Erkrankungen mit psychischer Beteiligung nahezu immer Hochpotenzen verabreicht werden müssen. Ich habe Fälle erlebt, in denen selbst eine C50.000 nicht gewirkt und eine C100.000 eine überzeugende Wirkung gezeigt hat.
Was tut man, wenn ein Staphisagria-Patient eine Woche lang völlig beschwerdefrei ist, frei von Durchfällen und dann – vielleicht nach einer erneuten Kränkung – erneut Durchfälle auftreten? – Selbstverständlich kann man die Arznei dann wiederholen. – Wenn die Verschlechterungen häufiger auftreten, muss die Potenz nochmals gesteigert werden.

Ein Kollege, der von meiner Therapie mit Hochpotenzen erfahren hatte, rief mich an und stellte mich zur Rede. Es kam zu einem heftigen Schlagabtausch.
„Ich finde es unverantwortlich, wie Sie mit hohen Potenzen umgehen."
„Was ist daran unverantwortlich, erklären Sie es mir bitte!"

„Sie können damit unglaublichen Schaden anrichten!"

„Mein Patient hatte seit vielen Wochen unentwegt Durchfälle. Was auf ihn zugekommen wäre, wenn er in eine internistische Klinik gegangen wäre, können Sie sich vorstellen, sicherlich eine Cortison-Therapie. Mit der Hochpotenz von Staphisagria war das Problem gelöst. – Was haben Sie daran auszusetzen? Die konstitutionellen Symptome des Patienten und die Causa wiesen eindeutig auf Staphisagria hin. Der therapeutische Erfolg gab mir recht."

„Sie wiederholen die Hochpotenzen erschreckend oft."

„Jedes Mal, wenn der Patient eine Verschlechterung seiner Symptome aufwies, habe ich die Potenz wiederholt und später gesteigert. Anders waren die Durchfälle des Patienten nicht in den Griff zu bekommen."

„Sie können mit den Hochpotenzen Arzneimittelbilder auslösen, die irreversibel sind und den Patienten damit schädigen. Außerdem greifen Sie in karmatisches Geschehen ein. Dies ist nicht zulässig."

Auch ich habe mir gelegentlich die Frage gestellt, ob nicht jedes Leid, jede Krankheit quasi gottgewollt eine Notwendigkeit für den individuellen und evolutionären Reifungsprozess der Menschen sein könnte. Wenn man dem zustimmt, würde das zum therapeutischen Nihilismus führen. Da die Globuli die von der Natur hervorgebrachten Symptome verstärken und nicht unterdrücken, die Symptome letztlich bejahen, habe ich mit meinen homöopathischen „Eingriffen" keine Probleme. Ich fühle mich durchaus im Einklang mit der Natur.

Es tut mir leid, dass ich die therapeutischen Möglichkeiten der Hochpotenzen nicht viel früher erkannt habe. Vor längerer Zeit kam eine Patientin in einem völlig verzweifelten Zustand zu mir. Ich gab ihr Ignatia C30 mit wunderbarem Erfolg. Nach zwei Tagen suchte mich die Patientin erneut auf – wieder in einem psychisch desolaten Zustand. Mein damaliger Gedanke: Ich kann ihr nicht nach zwei Tagen schon wieder eine Hochpotenz geben. Auch ich hatte seinerzeit Angst, mit der Gabe von Hochpotenzen Schaden anrichten zu können. Meine Patientin ist in der Psychiatrie gelandet und ich weiß heute, dass ich ihr mit Hochpotenzen hätte helfen können, allerdings nur mit erheblich höheren als den damals von mir verabreichten C30-Potenzen!

Es gibt in der homöopathischen Welt einen unnötigen Streit zwischen sogenannten „Hochpotenzlern" und „Niedrigpotenzlern". Wenn eine niedrige Potenz ausreicht, lasse ich es dabei. Die Durchfälle meines Staphisagria-Patienten haben sich jedoch nur mithilfe von Höchstpotenzen therapieren lassen. Eine Antwort auf meine Frage, wie ich nach Meinung des Kollegen die anhaltenden Durchfälle meines Patienten anders hätte behandeln sollen, ist er mir schuldig geblieben.

Wenn eine Arznei das Simile (19. Kap.) ist, sind die Hochpotenzen – auch häufig gegeben – ein reiner Segen und für die Behandlung insbesondere psychischer und psychosomatischer Erkrankungen unverzichtbar. Ist eine Arznei richtig, werden sie mit Hochpotenzen keine Arzneimittelprüfung hervorrufen, keinerlei Schaden anrichten – niemals! Bei Gabe einer falschen, hochpotenten Arznei wird diese Arznei wegen nachgewiesener Unwirksamkeit ohnehin schnell wieder verlassen. Es ist so, als hätten sie mit einem falschen Schlüssel versucht, ein Schloss zu öffnen. Die Tür geht nicht auf – aber Schaden richten Sie damit nicht an. Mit dem richtigen Schlüssel (Mittel) geht die Tür auf.

Durch Einsatz von Hochpotenzen haben sich viele bislang unbefriedigend verlaufene Fälle lösen lassen, bei denen ich zuvor fälschlicherweise eine Therapieblockade angenommen hatte.

Die Erweiterung der therapeutischen Palette durch den Einsatz von Hochpotenzen, insbesondere bei psychischen und psychosomatischen Beschwerden, zeigte eine äußerst positive Wirkung. Die Erfolgsquote in meiner Praxis schnellte nach oben.

Ob ich auch bei dem anfangs geschilderten Rhus tox-Fall Hochpotenzen eingesetzt habe? – Ich habe es versucht. – Ohne jeden Erfolg. Hier habe ich durch Hochpotenzen von Rhus tox eine von mir vermutete Blockade nicht brechen können. Diese zu knackende Nuss blieb mir noch eine ganze Weile erhalten. Darauf werde ich später zu sprechen kommen und ebenfalls darauf, dass meinem Staphisagria-Patienten nach einiger Zeit Staphisagria nicht mehr geholfen hat.

6. Kapitel

Mit einem einzigen Mittel heilen?

Eine junge Frau suchte mich wegen eines Ausschlags um die Augen herum auf. Ich schlug die entsprechende Rubrik im Repertorium auf:

HAUTAUSSCHLÄGE um die Augen: Agn., Arn,. *Ars.*, Calc., Carbn-s., *Caust.*, Con., Crot-h., Euphr., *Graph.*, *Hep.*, Ign., Kali-c., *Kali-s.*, **Merc.**, Merc-c., Olnd., Petr., *Rhus-t.*, *Sel.*, Sil., Spong., **Staph.**, **Sulf.**, *Syph.*, Thuj.

Die Arzneien werden mit unterschiedlichen *Wertigkeiten* ausgezeichnet, die ausdrücken, mit welcher Deutlichkeit ein Symptom auf eine bestimmte Arznei hinweist (19. Kap.). Wie Sie sehen, haben Mercurius solubilis, Staphisagria und Sulfur die höchsten Wertigkeiten. Sie versprechen für die Therapie des periorbitalen Ekzems den größten Erfolg.

Was war meine Patientin für ein Mensch? Sie war äußerst sensibel und harmoniesüchtig. Wenn ihr Mann Sex wollte, ließ sie es um des lieben Friedens willen geschehen, da ihr Mann jede Zurückweisung als Kränkung erlebte, auf die er mit Bockigkeit reagierte. Mit einem Terror des beleidigten Gesichtes versuchte er, seine Frau gefügig zu machen und so war sie bemüht, jeglicher Auseinandersetzung aus dem Weg zu gehen und dies meist auf eigene Kosten. Auch im alltäglichen Leben vermied sie jede Auseinandersetzung. Was für ein Kraftakt für die junge Frau, wenn es z.B. bloß darum ging, einen fehlerhaften Pullover umzutauschen! Schon die vage Möglichkeit eines etwaigen Konfliktes mit dem Verkäufer konnte sie in eine derartige Anspannung versetzen, dass sie sich entschloss, auf einen Umtausch zu verzichten. – Wiederum: Herstellung von Frieden und Abbau von Spannung auf eigene Kosten.

Ihr Ehemann genoss am Wochenende seine Freizeit. Sie hingegen verrichtete die Hausarbeit und kümmerte sich um die Kinder. Den übermäßigen Alkoholkonsum ihres Mannes, der ihr zunehmend zuwider war, nahm sie hin. Selbstherrlich plante ihr Mann den Sommerurlaub. Es sollte zu den Kanarischen Inseln gehen. Die Flugangst seiner Frau wurde mit einem Appell, dass sie sich zusammenreißen solle, kommentiert. Jeder Gedanke an die baldige Flugreise löste innere Anspannung aus. Nach Buchung der Urlaubsreise war der Ausschlag um die Augen aufgetreten.

Die erste Arznei bei emotionalen Unterdrückungen kennen Sie bereits: Staphisagria.
Wenn Sie sich die obige Rubrik aus dem Repertorium ansehen, werden Sie verstehen, dass Staphisagria meine erste Wahl war. Die Patientin nahm die Arznei nach meiner Anweisung in jeder Verschlechterung, das heißt: bei jeder Anspannung, bei *jedem* Ärger, bei *jeder* Schlafstörung, bei jedem Juckreiz. Nach Gabe der Arznei zeigten sich jedes Mal überzeugende Besserungen. Zwar konnte man nach emotionalen Belastungen stets erneute Verschlechterungen der Haut beobachten. Diese besserten sich jedoch nach Einnahme der Arznei immer wieder deutlich. Der Verlauf war insgesamt zufriedenstellend.

Eines Tages saß die Patientin wieder vor mir mit feuerroten Hauteffloreszensen periorbital. Ich war erschrocken. Eine derartige Verschlechterung hatte ich nicht erwartet.
„Haben sie Staphisagira genommen?"
Die Patientin bejahte.
„Ich hatte ihnen geraten, bei einer massiven Verschlechterung – und die haben wir hier – die Potenz zu steigern."
Patientin: „Das habe ich getan." Sie weinte.

46

„Haben Sie selbst eine Erklärung für die Verschlechterung der Haut?"

„Mir geht es insgesamt nicht gut. Mein Mann hat einen Flug gebucht, obwohl er weiß, dass ich im Flugzeug Panikzustände bekomme."

„Sind Sie mit Ihrem Mann in den Clinch gegangen? Haben Sie sich mit ihm auseinandergesetzt? Weiß Ihr Mann eigentlich, wie schlecht es Ihnen seelisch geht?"

„Ich kann mich nicht auseinandersetzen. Meist sage ich nichts."

Repertorisation der Symptome:

Weinen = unter anderem, Ignatia dreiwertig
Beschwerden durch Ärger = unter anderem, Ignatia dreiwertig
Kummer, behält ihn für sich = unter anderem, Ignatia zweiwertig
Beschwerden durch Zorn mit stillem Kummer = unter anderem, Ignatia dreiwertig.

Staphisagria ist in den entsprechenden Rubriken ebenfalls hochwertig vertreten. Unter Staphisagria war es jedoch zu einer Verschlechterung der Haut gekommen - und was noch bedeutsamer ist, zu einer Verschlechterung der seelischen Verfassung. Staphisagria kam somit nicht mehr in Frage. Die erneute Repertorisation ergab deutliche Hinweise auf Ignatia, welche in der Rubrik „Hautausschläge um die Augen" immerhin einwertig vertreten ist (siehe oben). Wo zuvor Staphisagria Besserungen erzielt hatte, half der Patientin jetzt Ignatia überzeugend. Für den Heilungsprozess war somit eine zweite Arznei nötig geworden. Als sie mit der Verschlimmerung des Hautausschlages um die Augen erneut vor mir saß, fühlte sie sich „nur" wegen des Hautausschlages verzweifelt. Es war doch alles schon so schön geworden, und jetzt ist es wieder so schlimm!

„Mit dem hässlichen Ausschlag soll ich in den Urlaub fahren?" – Aus Sicht der Patientin war es lediglich die Haut, die sie zur Verzweiflung trieb. Die Einzelheiten, die sie aus ihrem Leben geschildert hatte, ließen jedoch viel tiefer gehende Ursachen für fundamentale Ausweglosigkeiten erkennen.

Der Hauptaspekt der Ignatia-Resonanz ist die situative Ausweglosigkeit.

Hier: Ein machohafter, diktatorischer Ehemann, der seinen regelmäßigen Sex einforderte. Aus Sicht der Patientin: Verbittet sie sich seine Rücksichtslosigkeiten, macht sie einen Fehler, da ihr Mann sie mit seiner beleidigten Stimmung bestraft. Verbittet sie sich diese nicht, macht sie auch einen Fehler, denn sie tut etwas, was sie eigentlich nicht möchte.

Auch in anderen Lebensbereichen zeigen sich ausweglose Situationen. Sie will wegen ihrer Flugangst nicht zu den Kanarischen Inseln fliegen, ihr Mann zwingt sie dazu. Vielleicht will sich die Patientin insgeheim von ihrem egozentrischen Mann trennen, bleibt aber wegen der Kinder bei ihm. Dann wäre ihr ganzes Familien- und Eheleben vom Ignatia-Geist geprägt. Es ist für die Therapie belanglos, ob eine Ausweglosigkeit real existiert, ob sie fantasiert wird, oder ob sie einem Patienten bewusst ist oder nicht. Meiner Patientin war die Ausweglosigkeit ihrer Lebenssituation keinesfalls bewusst. Nachdem ihr zuerst Staphisagria geholfen hatte, half nun Ignatia. Erstmalig machte ich die Erfahrung, die sich später hundertfach wiederholte:

Die Resonanzlage eines Menschen kann sich ändern.

Meine Patientin „schluckt" die Frechheiten ihres Mannes, sie „schluckt" bei jeglicher Auseinandersetzung – Staphisagria. Zwischenzeitlich ist sie dann „verzweifelt" über diese Zustände, die sie nicht ändern kann oder glaubt, nicht ändern zu können – Ignatia. Als meine Patientin in die Staphisagria-Resonanz geraten war, war sie zunächst lediglich etwas genervt oder gereizt. Im Laufe der Zeit kam es zu immer heftigeren Zornesausbrüchen. Nach diesen Zornesausbrüchen war sie über ihre unangemessenen, emotionalen Ausbrüche entsetzt und benötigte Ignatia. „Wie konnte

48

ich nur so ausfallend werden! Welcher Teufel hat mich geritten? – Mein Gott, ich wollte doch niemals mein Kind schlagen!" Wo steckt bei diesen Beispielen die Ausweglosigkeit? – Sie würde ihre emotionalen Ausbrüche am liebsten ungeschehen machen. Das geht nicht – deshalb Ignatia.

Die Patientin fühlte sich im Ignatia-Zustand erheblich schlechter als im vorherigen Staphisagria-Zustand, denn Verzweiflung bedeutet größeres Leid als Anspannung. Dass es der Patientin jetzt psychisch schlechter ging, hatte nicht etwa die Staphisagria Hochpotenz ausgelöst, wie oft irrtümlich angenommen wird. Nach Abtragen der Staphisagria-Resonanz trat bei ihr die bisher verdeckte Ignatia-Resonanz in Erscheinung. Nun besteht die Möglichkeit, diese Resonanz abzutragen, was für die gesamte Therapie nur allzu gut ist. Ignatia hat beim periorbitalen Ekzem gewirkt.

Eines Tages stand die Patientin wieder vor mir mit einer massiven Verschlechterung ihrer Haut und sagte: „Schauen Sie sich einmal an, wie ich aussehe! Ich hatte mir schon überlegt, ob ich überhaupt noch zu Ihnen kommen soll. Von einer erfolgreichen homöopathischen Therapie kann unter den gegebenen Umständen wohl nicht die Rede sein." Ignatia hatte nicht mehr gewirkt.

Welche Arznei hätten Sie der Patienten jetzt gegeben?
Richtig: Causticum. Sie fängt an, sich zu wehren. Sie schluckt nicht mehr alles. Zuerst war der Druck – Staphisagria, dann die Verzweiflung – Ignatia und jetzt der „revoluzzerhafte" Gegendruck – Causticum. Causticum hat der Patientin geholfen. Es ist eine Ergänzungsarznei zu Ignatia. Das Auftreten der Causticum-Resonanz ist ein Fortschritt. Die Patientin lässt sich nicht mehr alles gefallen. Nur: Die Autonomie der Patientin, das Streben nach Unabhängigkeit und die Abneigung gegen das „Schlucken-Müssen" können so stark sein, dass sie jede weitere Einnahme von Globuli ablehnt. Sie will buchstäblich nichts mehr „schlucken".
Nun hatte meine Patienten zur Besserung ihres Hautausschlags

um die Augen eine dritte Arznei benötigt. (In der entsprechenden Rubrik ist Causticum zweiwertig angegeben.)

Meine Suche nach dem *eigentlichen* Konstitutionsmittel eines Patienten hatte ich zurückgestellt, mich bei der Arzneifindung ausschließlich von der Gesamtheit der aktuellen Symptome leiten lassen. Eine hilfreiche Arznei wurde so lange gegeben bis sie nicht mehr half. Dann musste neu repertorisiert werden. Arzneien, die die von einer Arznei begonnene Heilung fortsetzen, sind sogenannte Komplementärmittel. Ignatia hatte bei meiner Patientin die von Staphisagria initiierte Heilung fortgesetzt – war also komplementär zu Staphisagria. Causticum hatte die von Ignatia weitergeführte Heilung komplementiert.

Die Abfolge der Resonanzen – Druck = Staphisagria → Ausweglosigkeit = Ignatia → Gegendruck = Causticum – hat etwas von einer Gesetzmäßigkeit.

Nach einer nachlassenden Staphisagria-Wirkung sollte man deshalb nach Ignatia-Symptomen suchen, nach einer nachlassenden Ignatia-Wirkung nach Causticum-Symptomen.
Eine ebenfalls häufige Ergänzungsarznei zu Staphisagria ist Colocynthis. Bei Staphisagria liegt die „Druckproblematik" in der Psyche, bei Colocynthis eher im körperlichen Bereich. Wenn Staphisagria nicht mehr wirkt und danach Colocynthis eine gute Wirkung zeigt, ist das positiv zu bewerten, da sich die Krankheitsebene von der Psyche auf eine körperliche Ebene verschoben hat. Typisch für das Colocynthis-Bild sind im emotionalen Bereich ursächlicher Ärger und im körperlichen Bereich die Besserung der Beschwerden durch Wärme und durch Druck.

Das Ziel einer Konstitutionsbehandlung sei es, so war mir vermittelt worden, mit einem *einzigen* Mittel zur Heilung zu führen. Ein einziges Mittel, von der Wiege bis zur Bahre, das unveränderliche zentrale Konstitutionsmittel eines Menschen?

Ich machte die Erfahrung, dass zur Heilung eines Patienten in den allermeisten Fällen mehrere Mittel benötigt werden.

7. Kapitel

Staphisagria-Resonanz: Anspannung – Reizbarkeit – Aggressivität

Ein Kind ist Linkshänder – so ist es geboren, so entspricht es seiner Natur. Das Kind will mit der linken Hand schreiben. Befehl der Mutter: „Nimm die rechte!" Intuitiv will das Kind die linke Hand geben. Wieder kommt der Befehl: „Nimm die „schöne" Hand, die rechte!" So wird das Kind dressiert, gegen seine natürliche Schwerpunkthand zu agieren – mit seinem „Kopf" – „Nimm die rechte Hand" – gegen die intuitive linke Hand. Dies ist eine Unterdrückung. Entgegen seiner Natur muss sich das Kind immer wieder mit der Kopf- beziehungsweise Eltern-gesteuerten rechten Hand identifizieren. Auf diese Weise entsteht eine Spaltung von Kopf und Bauch, die unvermeidlich zu einer erhöhten inneren Anspannung führt.

Der umdressierte Linkshänder erfährt eine Unterdrückung auf der emotionalen Ebene. Welche Arznei entspricht diesem Zustand? – Staphisagria. – Schauen Sie noch einmal mit der Lupe hin! Das Kind gibt die „bauchgesteuerte", linke Hand, der Kopf steuert dagegen: Ach, nein, ich muss ja die rechte geben. Irgendwann entsteht ein Zustand, in dem sich „Kopf" und „Bauch", die linke und die rechte Hand, für eine gewisse Zeit gegenseitig blockieren. Beide Hände befinden sich sozusagen im Patt. Aus Sicht des Kindes besteht jetzt eine Ausweglosigkeit. Wenn das Kind die rechte Hand gibt, macht es einen Fehler, wenn es die linke Hand gibt, macht es auch einen Fehler. Welche Resonanz entspricht diesem Zustand und tritt somit in Erscheinung? – Es ist die Ignatia-Resonanz. Besteht diese Resonanz über einen längeren Zeitraum, gibt es mehrere Möglichkeiten von Folgeresonanzen. Zunächst soll die

Gegenbewegung beschrieben werden. Auf jeden Druck folgt irgendwann Gegendruck (6. Kap.): Nein, die rechte Hand ist nicht *meine* Hand, ab sofort gebe ich nur noch die linke. Die Causticum-Resonanz tritt in Erscheinung.

Der beschriebene Wechsel der Resonanzen ist bei Unterdrückungen nahezu regelmäßig zu beobachten und geschieht unbewusst. Wird ein Mensch daran gehindert, so zu sein, wie es seiner *eigentlichen* Natur entspricht, dann ändert er die Resonanzlage. Zunächst kommt es zur Staphisagria-Resonanz, die von vermehrter Anspannung und bei anhaltender Unterdrückung von Aggressivität gekennzeichnet ist. Danach treten oft die Ignatia- und Causticum-Resonanzen in Erscheinung.

Beispiele für die Bahnung von Staphisagria-Resonanzen:

- Sie sind müde und wollen schlafen. Ein Schnarcher stört Ihren Schlaf jede Nacht. Sie sind genervt, weil Sie etwas „schlucken" müssen, was Sie nicht „schlucken" wollen.
- Der Arbeitgeber setzt Sie unter Druck, gar unter Existenzdruck. Er droht: Wenn Sie keine unbezahlten Überstunden leisten, ist der nächste Erste Ihr Letzter. Sie geraten in Anspannung, vielleicht werden Sie wütend.
- Ein Kind wird zum Geigenunterricht gezwungen. In diesem Elternhaus gehört Hausmusik zum guten Ton. Das Kind hat keine Lust, Geige zu üben und wird mit täglichen Hast-du-schon -geübt-Ermahnungen drangsaliert.
- Das Kind muss den Teller leer essen, auch wenn es keinen Hunger mehr hat. Oder: Es wird genötigt, von allen Speisen zumindest zu probieren. Wiederum wird Druck ausgeübt.
- Ein durchschnittlich begabtes Kind wird mit täglichem Nachhilfeunterricht gequält, da nur beste Zensuren den Ehrgeiz der Eltern befriedigen. Das Kind lebt unter einem Dauerbombardement von emotionalen Unterdrückungen und würde täglich Staphisagria benötigen. Wundert es Sie, dass dieses Kind die Angewohnheit hat, bei Tisch ständig mit dem Stuhl zu wackeln? – So drückt das Kind

seine innere Anspannung aus. Durch Ermahnungen, nicht herum-
zuzappeln, lässt sich die innere Anspannung nicht mindern.

Die Staphisagria-Resonanz ist *mehr oder weniger* tief, das heißt,
mehr oder weniger pathologisch. Sie reicht von einem kaum
wahrnehmbaren, diskreten Genervtsein über eine erhöhte Reizbarkeit bis hin zu einer mörderischen Aggressivität, wenn Unterdrückungen lange und intensiv bestanden haben. Wie bei einem
Kippmechanismus, bei dem sich ein um eine Achse bewegliches
Gefäß mit Wasser füllt und bei Verlagerung des Schwerpunktes
umkippt, lässt sich bei einer Anhäufung von Stress und Kränkungen ein emotionaler Ausbruch nicht vermeiden. Der Staphisagria vorgeschädigte Mensch „schluckt" – und kippt, wenn das Maß
voll ist. Nach der emotionalen Entladung führt eine erneute Anreicherung von Druck, Stress oder Kränkungen wiederum zu einer
vermehrten Anspannung, die sich bei Überschreiten einer individuellen Toleranzgrenze immer wieder entlädt (16. Kap.). In jeder
Staphisagria-Resonanz ist der Keim für Aggressivität angelegt.
Jeder emotionale Stress, jede Mobbing-Situation, jede Demütigung
und Kränkung kann eine Staphisagria-Resonanz auslösen. Das
Muster ist immer das gleiche: Ein Mensch muss etwas „schlucken",
was er nicht „schlucken" möchte. Je mehr er in seinem Leben hat
„schlucken" müssen, desto tiefer die sich entwickelnde Staphisagria-Pathologie.

Der schwer Staphisagria-Geschädigte greift später sein Leben ständig nach Möglichkeiten ab, richtig „schön" wütend sein zu können: Die Oma, die an der Supermarktkasse nicht schnell genug ihr
Wechselgeld findet, ist eine blöde Kuh. Der Autofahrer, der beim
Umschalten auf Grün nicht sofort losfährt, ist ein Idiot. Der nicht-
besetzte Auskunftschalter bei der Bundesbahn ist ein untrügliches
Zeichen dafür, dass alle Beamten faule Säcke sind. Das Schlag-
loch, auf der Straße, ein Zeichen dafür, dass die Lokalpolitiker
die Steuereinnahmen nicht für das Allgemeinwohl verwenden. Im
Übrigen: 90% aller Mitmenschen sind sowieso Dummköpfe usw.

Die Alles-negativ-sehende-Brille ist Ausdruck einer kaum verdeckten Staphisagria-Wut.

Die Natur reagiert bei Unterdrückungen rigoros. Immer wenn in psychischen oder körperlichen Bereichen manipuliert wird, wenn gegen die eigene Natur gehandelt wird, entwickelt sich eine Staphisagria-Resonanz. Ein Mann hat abstehende Ohren. Er lässt sie operativ begradigen. Sie können sicher sein, dass er anschließend Staphisagria benötigt. Das ist so, weil die Natur des Patienten offensichtlich die abstehenden Ohren „wollte". Das Gleiche gilt bei anderen Eingriffen, z.B. nach einer Sterilisation oder nach Begradigung einer schiefen Nase. – Gilt das auch, wenn man über die begradigte Nase glücklicher ist? – Ich ignoriere nicht, dass Menschen in Konfliktsituationen Entscheidungen treffen, die Leid für sie erträglicher machen soll. Ich werte nicht, ich beschreibe lediglich ein Faktum: Nach Manipulationen im psychischen oder körperlichen Bereich ist die Entwicklung einer Staphisagria-Resonanz kaum vermeidbar. Dieses Wissen kann man therapeutisch nutzen. Auch „harmlose" Manipulationen, wie z.B. das Tragen von Stützstrümpfen bei Krampfadern, das Tragen von Zahnklammern – alles was nerven kann – begünstigen die Entstehung von Staphisagria-Zuständen.

Es ist das „Druckmachen", welches die Staphisagria-Resonanz hervorbringt. Oft findet man die Überzeugung, dass es ohne einen gewissen Druck nicht ginge. Weil Druck so häufig vorkommt, wird er als „normal" erlebt. Da das Leben vieler Menschen geradezu stressinfiltriert ist, hat die „Stressarznei" Staphisagria eine so große Bedeutung. Sie ist die in der Praxis am häufigsten benötigte Arznei.

> *Man könnte Staphisagria als die homöopathische Stressarznei schlechthin bezeichnen.*

Wer wollte bestreiten, dass unsere Zeit stressdurchseucht ist? Stress am Arbeitsplatz für den Vater, Stress für die berufstätige Mutter, die auch noch ihre Kinder versorgen muss. Schulstress der Kinder. Die therapeutischen Möglichkeiten von Staphisagria bei Stress sind vielfältig:

Wenn Sie gestresst sind, ist die Wahrscheinlichkeit, dass Ihnen bei Schwindel, bei Husten, bei Grippe, bei Schlafstörungen, bei Allergien, beim Asthma, beim Tinnitus und anderen Krankheiten Staphisagria hilft, extrem groß.

– Ein chronischer Schnupfen nervt? – Ein chronischer Kopfschmerz nervt? – Ein chronischer Durchfall nervt? – Die Unruhe der Beine beim Restless-Legs-Syndrom nerven? – Ein Fersensporn nervt? – Schlafstörungen nerven, ein Scheidenpilz, ein Hautausschlag? – Bei chronischen Krankheiten zeigt Staphisagria eine hervorragende Wirkung, wenn die Krankheiten durch Stress ausgelöst worden sind oder die Beschwerden als solche stressen, also „nerven".

Es gibt keine Neurodermitis, die einen Patienten nicht zumindest zeitweise in Anspannung versetzt. Ein Juckreiz nervt, ein Juckreiz kann geradezu wütend machen. Egal, welches homöopathische Mittel dem Patienten zuvor geholfen hat, es wird beim Gestresstsein von Staphisagria abgelöst werden müssen. Die Repertorien erfassen die Bedeutung von Staphisagria nur ungenügend.

Manche Patienten vermuten, dass diese Resonanzen vererbt seien. Wenn der eigene Vater Choleriker war und der Sohn cholerische Eigenschaften bei sich selber entdeckt, so hält er diese Charakterzüge für vom Vater geerbt. Der Vater war ein gestresster Mann, dessen bloße Gegenwart Anspannungen verbreitete. Von seinen Spannungszuständen sind seine Kinder erfasst worden. Auf diese Weise ist bei den Kindern die Bereitschaft, Staphisagria-Resonanzen zu entwickeln, angelegt worden. Wenn der Vater seinerzeit mit Staphisagria behandelt worden wäre und so von dieser Resonanz geheilt worden wäre, hätte eine die Kinder belastende Übertragung nicht stattgefunden.

„Ich bin ein völlig friedfertiger Mensch. Wenn ich aber einmal – was selten vorkommt – ausraste, dann wackeln die Wände." Diese häufige Selbstcharakterisierung gibt Einblick in eine Staphisagria-Schädigung und wird fälschlicherweise für eine „geerbte" Natur gehalten.

Die Erfahrung der übergroßen Bedeutung von Staphisagria wird auch von anderer Seite bestätigt: Ein Homöopath schreibt, dass seine Erfolgsquote nach häufigem Einsatz von Staphisagria von 50-60% auf über 95% gestiegen sei. (Zeitschrift für klassische Homöopathie Ausgabe 01/08). Ich kann eine ähnliche Erfahrung bestätigen. Im Umkehrschluss: Ohne die Berücksichtigung der großen Bedeutung von Staphisagria reduzieren sich die Erfolge der homöopathischen Therapien deutlich – eine Erfahrung, die ich am Beginn meiner homöopathischen Tätigkeit ebenfalls machen musste. Wenn ein Mensch allerdings permanenten, starken Stressimpulsen ausgesetzt ist, gestaltet sich die Therapie schwierig. Die Wirkung von Staphisagria lässt sich dann zwar immer wieder nachweisen, sie bricht aber unter ungünstigen Druck-/Stressimpulsen immer wieder ein.

8. Kapitel

Ignatia-Resonanz: Ausweglosigkeit – Verzweiflung

Nach dem Staphisagria-Zustand des Genervtseins kommt es nahezu regelmäßig zu einer „Verzweiflung". Der Juckreiz der Haut, der den Neurodermitiker zunächst „nur" genervt hat, beginnt ihn „wahnsinnig" zu machen – die Ignatia-Resonanz tritt in Erscheinung. Ignatia ist *die* typische Ergänzungsarznei zu Staphisagria (6. Kap.). Der Neurodermitiker kratzt sich schließlich die Haut blutig. Der Juckreiz wird immer unerträglicher. Obwohl die Verzweiflung nachvollziehbar und geradewegs zu spüren ist, wird man in den entsprechenden Rubriken Ignatia oft vergeblich suchen. Wie immer, wenn man sich in einer bestimmten Resonanzlage befindet, würde Ignatia jetzt nicht nur den Juckreiz und den Zustand der Haut bessern, sondern auch andere gleichzeitig bestehende Beschwerden, z.B. Schlafstörungen, Gelenkschmerzen, Infekte usw.

Wie bereits beschrieben, ist das Grundmuster des Ignatia-Zustandes immer eine situative Ausweglosigkeit (6. Kap.).
Ein krasses Beispiel: Eine Frau wird nach einer Vergewaltigung schwanger. Sie will von dem Peiniger das Kind nicht haben, Abtreibung hält sie jedoch für Mord. Dies ist eine leicht erkennbare, völlig verzweifelte Lage. Egal was die Patientin macht, aus ihrer Sicht macht sie einen Fehler. Wenn diese Patientin jetzt mit Schlafstörungen, Magenschmerzen, Durchfällen und Asthma auf diesen Kummer reagiert, wird ihr Ignatia zweifellos helfen, denn hier ist die Ausweglosigkeit offensichtlich. An der Beseitigung der Beschwerden lässt sich das Vorliegen der Ignatia-Resonanz immer wieder festmachen.

Bisweilen ist der Ignatia-Zustand schwer zu erkennen, wie bei einer alten Patientin, die mich wegen unerträglicher Trockenheit ihrer Augen aufsuchte. Die Augen waren so trocken, dass sie schmerzten. Die Beschwerden waren erstmalig nach dem Tod ihres Mannes vor einigen Jahren aufgetreten und stetig schlimmer geworden. Immer wenn sie an ihren Mann dachte, musste sie „weinen". Das Entsetzliche: Sie hatte keine Tränen. Der früher erlebte Kummer wies auf Natrium muriaticum hin. Dass ihr jedes Mal zum Weinen zumute war, wenn sie an die Vergangenheit dachte, ebenfalls. Ihr mitfühlendes Herz und viele andere körperliche Symptome wiesen auf Natrium muriaticum hin. Aber Natrium muriaticum half ihr nicht. Da sitzt eine alte Frau vor mir, die auf schreckliche Weise ganz seltsam weint und die verzweifelt schreit: „Ich habe keine Tränen, ich habe keine Tränen. Wenn ich doch endlich richtig weinen könnte!" Durch ihr tränenloses Weinen, war sie der Möglichkeit beraubt, ihrem Schmerz „richtig" Ausdruck zu verleihen. Sie wollte weinen, sie konnte nicht weinen. Mit meinem „Bauch" habe ich damals die Verzweiflung der Patientin durchaus gespürt. Seinerzeit habe ich zu sehr am Repertorium geklebt und mir so den Blick für Ignatia verbaut. Hätte ich mich doch nicht so sehr von den Rubriken des Repertoriums sondern mehr von eigener Intuition leiten lassen! Die Ignatia-Resonanz muss oft intuitiv diagnostiziert werden. Es ist *die* Verzweiflungsarznei schlechthin.

Hätten Sie bei den folgenden Beispielen den Ignatia-Zustand erkannt? Ein Kind verspätet sich. Die Mutter befürchtet gleich das Schlimmste - ein Unfall muss passiert sein. Die Mutter gerät in Panik. Jede Panik ist Ausdruck von Verzweiflung. – Oder: Ein Kind hat Fieber – Die Mutter denkt: Oh Gott, hoffentlich steckt keine schwere Krankheit dahinter! – Beides sind Beispiele dafür, wie durch das „Den-Teufel-an-die-Wand-Malen" Ausweglosigkeiten fantasiert werden. Die Wahrscheinlichkeit, dass diese Mutter Ignatia benötigt, ist sehr groß.
Oft wird die hinter angeblich kleinen Problemen steckende Ignatia-Resonanz nicht erkannt. – So bei dem jungen Mann, der nicht

weiß, ob er Jura oder Medizin studieren soll. Der Konflikt schlägt ihm auf den Magen. Seine Umwelt versteht ihn nicht. „Ich wäre froh, wenn ich *deine* Probleme hätte!", sagt ihm ein Klassenkamerad, mit einem Vierer-Abitur. Nur: *Dessen* Sicht ist nicht wichtig. Mein Abiturient erlebt sich in einer Zwickmühle. Er hat Magenschmerzen in einer aus *seiner* Sicht situativen Ausweglosigkeit und benötigt demnach Ignatia.

Weitere Beispiele für Ignatia-Resonanzen aus der hausärztlichen Praxis:
- Ein Mann hat unerträgliche Magenschmerzen, seitdem ihn seine Frau von einem auf den anderen Tag verlassen hat. Sie hat die Kinder mitgenommen. Die Magenschmerzen bessern sich durch Essen (Ignatia zweiwertig).
- Eine Frau liebt ihren Mann, obwohl sie weiß, dass der Mann sie betrügt. Seitdem sie vom Fremdgehen ihres Mannes weiß, hat sie Schmierblutungen. (Kummer löst Menses aus = Ignatia zweiwertig)
- Eine junge Frau leidet unter einem Haarausfall. Schulmedizinisch lässt sich dafür keine Ursache ausmachen. Täglich untersucht sie ihre zunehmend kahlen Stellen auf dem Kopf. Wenn das so weiter geht, wird sie eine Perücke benötigen.

Auch wenn Ignatia in vielen Rubriken im Repertorium unterrepräsentiert ist, so lässt sich dennoch die Ignatia-Resonanz erkennen. Der von seiner Frau verlassene Mann ist verzweifelt, die von ihrem Mann betrogene Frau ist verzweifelt und die Frau mit Haarausfall ist ebenfalls verzweifelt.

Es führt manchmal zu Irritationen, wenn die genannten Erkrankungen mit ein und derselben Arznei behandelt werden. Würden sich die Erkrankten gegenseitig ihre Beschwerden schildern, wären sie einigermaßen verwundert: Die Therapie so unterschiedlicher Erkrankungen mit ein und demselben Mittel?

Auch körperliche Beschwerden lassen bisweilen den Ignatia-Konflikt erkennen. Ein Patient leidet unter schmerzhaften Hämorrhoiden. Er kann nicht sitzen, er kann nicht liegen. Sobald er geht, verschwindet der Schmerz sofort. Um beschwerdefrei zu sein, müsste er unentwegt laufen. Wenn er sich vor Erschöpfung hinsetzt, um sich auszuruhen, zwingt ihn der einsetzende Schmerz wieder zum Laufen (Laufen bessert – Ignatia zweiwertig).

Ein anderer Patient hat starken Husten. Er will und er muss husten, der Schleim muss raus. Aber: Je mehr er hustet, desto schlimmer wird der Husten.

Wenn man das Prinzip der Ausweglosigkeit, die in der Ignatia-Resonanz liegt, einmal erkannt hat, wird man diese Arznei so schnell nicht mehr übersehen. Man sollte nicht zu sehr an dem Begriff „Verzweiflung" kleben. Das Grundmuster der Ignatia-Ausweglosigkeit besteht auch dann, wenn man sich nicht zwischen zwei wunderschönen Frauen (Männern) entscheiden kann. Weil das Ignatia-Grundmuster bei diesen Beispielen nicht so offensichtlich ist, ist der Blick auf diese Arznei möglicherweise versperrt. Subjektiv muss sich der Patient nicht verzweifelt fühlen. Wenn in einer derartigen Situation, bei einem Husten, bei einem Schnupfen, bei einer Schlaflosigkeit, bei einem Rückenschmerz, Ignatia eindeutig hilft, wäre das Vorliegen der Ignatia-Resonanz damit bewiesen.

In der homöopathischen Praxis ist Ignatia jedoch auch noch in einer anderen Hinsicht außerordentlich bedeutsam. Hierzu ein Beispiel: Ein Patient mit chronischen blutigen Durchfällen, bei einer bestehenden Colitis ulcerosa. Die Beschwerden bestehen schon viele Monate und niemand hat ihm bisher helfen können. Voller Hoffnung auf Hilfe kommt er in die Praxis. Durch das ausführliche Erstinterview schöpft er Mut. Nun bekommt der Patient eine Arznei, leider ist es die falsche. Die blutigen Stühle bestehen unverändert fort. Wie wird der Patient reagieren? – Die Wahrscheinlichkeit, dass mit jedem Tag ohne Besserung seine Enttäuschung zunimmt, ist groß. Im schlimmsten Fall verstärken sich seine Symptome, was sich wiederum negativ auf seine Psyche auswirkt. Die belastete Psyche zieht eine weitere Zunahme der blutigen Stühle nach sich. Eine Verschlechterungslawine kommt in Gang. Was tut man jetzt?

Wie sie wissen, diktiert die Gesamtheit der aktuellen psychischen und körperlichen Symptome die erforderliche Arznei. Welche Rubrik im Repertorium ist jetzt das Maß aller Dinge? Es ist die Rubrik „Folge von Enttäuschungen". Wenn wir im Synthetischen Repertorium von H. Barthel diese Rubrik aufschlagen, finden wir neben anderen Arzneien nur zwei Arzneien, mit der höchsten Wertigkeit (4-wertig): Ignatia und Staphisagria. Wenn wir die Rubrik eingrenzen auf „kürzlich erlebte Enttäuschung" finden wir nur eine einzige Arznei: Und diese ist 4-wertig. Es ist Ignatia. – Die Enttäuschung des Patienten ist für jedermann nachvollziehbar. Wenn man ihn darauf ansprechen würde, würde er möglicherweise seine Enttäuschung über den therapeutischen Misserfolg bestätigen. Ein „Ich bin verzweifelt!" werden nur wenige Patienten von sich aus kundtun, da nicht jedem die verzweifelte Situation bewusst ist. – Auf jeden Fall wird dem Patienten jetzt Ignatia helfen und zwar sowohl bei der Psyche als auch bei den blutigen Durchfällen.

Ein Übersehen einer Ignatia-Resonanz durch eine Enttäuschung des Patienten während der homöopathischen Therapie, insbesondere nach Gabe einer falschen Arznei, führt oft zu der Fehlannahme, dass eben diese falsche Arznei den Patienten geschädigt habe. Denn dem Patienten geht es ja schlechter! Dabei hat das Ausbleiben einer positiven Therapiewirkung im Einzelfall eine Ignatia-Enttäuschungs-Resonanz hervorbrechen lassen – eine Ignatia-Resonanz, die nicht etwa durch die falsche Arznei hervorgerufen worden ist, sondern die – im Hintergrund ohnehin bestehend – lediglich frei gelegt worden ist. Mit anderen Worten: Der Patient hatte bereits verborgene Ignatia-Anteile. Bei den Fällen, die mir von Kollegen mit der Fragestellung vorgelegt worden sind, ob durch Gabe einer falschen Arznei eine massive Verschlechterung ausgelöst worden sein könnte, ist regelmäßig das In-Erscheinung-Treten einer Ignatia-Resonanz übersehen worden.

Eine irreversible Schädigung eines Patienten durch eine kurzzeitige Gabe einer falschen Arznei halte ich für grundsätzlich unmöglich, auch wenn es sich um eine Hochpotenz handelt.

> *Es gibt kaum eine chronische Krankheit, in der die Patienten nicht zumindest zeitweise verzweifelt sind.*

Ob es die unruhigen Beine bei einem Restless-Legs-Syndrom sind, ein unerträglicher Tinnitus, ein Hautausschlag, ein Kopfschmerz oder eine chronische Colitis. Ignatia wirkt dann naturgemäß nur so lange, wie sich der Patient in der Verzweiflungs-Resonanz befindet. Diese kann bei schweren Krankheiten allerdings zwischenzeitlich immer wieder aufflackern und eine erneute Therapie mit Ignatia erforderlich machen. Ich sage den Patienten dann immer: Ich freue mich, wenn Ignatia wirkt, jetzt kann ich wenigstens die vorhandenen Ignatia-Resonanzen abtragen. Ich freue mich aber noch mehr, wenn es nicht mehr wirkt. Dann nämlich ist der Patient zunächst einmal aus der leidvollen Verzweiflungs-Resonanz heraus.

Genau betrachtet stellt die „kürzlich erlebte Enttäuschung" (Ignatia vierwertig) eine Causa dar (4. Kap.).

Wie sie wissen, muss man sich stets auf die Suche nach eventuellen auslösenden Ursachen machen. Gerade eine Ignatia-Causa kommt oft vor. Daher ist es unverzichtbar, sich mit der Lebenssituation zu beschäftigen, in der die Beschwerden erstmalig aufgetreten sind.

Beispiel: Ein junger Patient mit epileptischen Anfällen.
„Wann traten diese zum ersten Mal auf?" – „Im sechsten Lebensjahr."
„Gab es zu diesem Zeitpunkt für das Kind irgendwelche Belastungen?" – „Ich wüsste nicht."
„Vielleicht ein Umzug in eine neue Wohnung? – Oder der Umzug eines Freundes? – Ein Todesfall in der Familie? – Oder der Tod eines Haustiers – Hund, Katze, Hamster? – Vielleicht ein Kummer in der Familie, eine Ehekrise, Arbeitslosigkeit?" – „Alles nicht."
„Kam Ihr Kind nicht mit 6 Jahren in die Schule?" – „Ja, sicher."
„Wie war das denn?" – „Jetzt, wo Sie fragen, erinnere ich mich. Das war ganz schlimm. Mein Kind wollte unter keinen Umstän-

den zur Schule und schrie wie am Spieß, wenn ich sanfte Gewalt anwenden musste. Es war jedes Mal eine furchtbare Schreierei und Heulerei. – Sie haben recht, zu dieser Zeit sind die Krämpfe zum ersten Mal aufgetreten. Sehen Sie denn da einen Zusammenhang?"

In der Tat kann hier ein Zusammenhang bestehen und wenn man die Causa nicht erkennt, kann man dem Kind nicht helfen. In der Rubrik „Krämpfe durch Kummer" ist Ignatia zwar nur einwertig vertreten, ich würde die Wertigkeit aus meiner Erfahrung jedoch erhöhen, da ich mehrfach Heilungen nach der Gabe von Ignatia erlebt habe.

Der Ignatia-Zustand ist häufig Ursache vieler Krankheiten. Dies entgeht einem dann nicht mehr, wenn man sich – wie beschrieben – immer die *situative Ausweglosigkeit* vor Augen führt. In dem obigen Beispiel: Das Kind muss zur Schule, das Kind will nicht zur Schule.

Wenn die epileptischen Anfälle, sagen wir – ohnehin nur jedes halbe Jahr auftreten, dauert es dann nicht viele Monate, bis man weiß, ob eine Arznei richtig ist? – Wenn die Ignatia-Resonanz vorliegt, müssen sich ohne Wenn und Aber gleichzeitig bestehende, etwaige Schlafstörungen, grippale Infekte, Menstruationsbeschwerden durch diese Arznei eindeutig bessern lassen. Irgendein psychisches oder körperliches Symptom lässt sich meist finden, um die Wirkung einer Arznei zu objektivieren und wenn es nur die „verklebten Augen morgens" sind. Man kann sich also in der Regel sehr schnell über Wirksamkeit oder Unwirksamkeit einer Arznei ein Bild machen.

9. Kapitel

Staphisagria-Ignatia-Wechselbäder bei den meisten chronischen Krankheiten und Lebenskonflikten

Mit Staphisagria und Ignatia hat man einen Zentralschlüssel für die Lösung vieler Therapieblockaden.

Einem Patienten mit deutlichen Rhus tox-Symptomen hatte Rhus toxicodendron nicht geholfen (5. Kap.). Ich war seinerzeit völlig ratlos. Wieso hatte das Mittel keine Wirkung gezeigt? – Der Grund: Die Rhus tox-Symptome waren überlagert von der Resonanz des „Genervtseins", der Anspannung, einer Wut über die „verfluchten" Gelenkbeschwerden. Deshalb hatte dem Patienten Staphisagria geholfen, allerdings nur für eine gewisse Zeit – bis die im Hintergrund bestehende „Verzweiflung" durchbrach. Jetzt half Ignatia bei den Gelenkbeschwerden, wo kurz zuvor noch Staphisagria geholfen hatte. Im Repertorium finden sich für die Wirksamkeit von Staphisagria und Ignatia bei Gelenkbeschwerden keine ausreichenden Hinweise – durch das reine Repertorisieren wäre man also nicht auf Staphisagria und Ignatia gekommen.

Auch bei der Patientin (3. Kap.), bei der ich vergeblich versucht hatte, den Harnwegsinfekt mit ihrem mutmaßlichen Konstitutionsmittel Lycopodium zu therapieren, hätte retrospektiv zuerst Staphisagria zum Einsatz kommen müssen. Die Patientin war über die ständigen Schmerzen in der Harnröhre ausgesprochen genervt, hatte deshalb unter Druck gestanden und Druck auf mich übertragen. Wenn man als Therapeut von Patienten unter Druck gesetzt wird, ist es meist der Staphisagria-Druck des Patienten, den man wahrnimmt. Diese Überlegung hilft bei der Arzneimittelfindung.

In der Praxis spielen Staphisagria-Ignatia-Wechselbäder die größte Rolle.

Ein kleines Kind mit einer Neurodermitis kratzte sich unentwegt, Tag und Nacht. Das ständige Kratzen war für die Eltern nervend. Der angespannte Vater: „Ich kann die Kratzgeräusche nicht mehr hören." – Die ganze Familie benötigte Staphisagria. Die Haut des Kindes heilte zunächst wunderbar; auch psychisch ging es allen erst einmal besser. An einem Wochenende kam es jedoch zu einer nicht zu beeinflussenden Juckattacke. – Staphisagria half nicht mehr. Das Kind riss sich die bereits geheilte Haut vom Leib. Die Eltern waren entsetzt: „Nein, nein. Hör auf zu kratzen. Du reißt dir die Haut vom Leib. Es war doch alles schon so schön geheilt!"

Um eine weitere Beschädigung der Haut zu verhindern, banden die Eltern ihrem Kind die Händchen am Bettgitter fest. Stellen Sie sich einmal vor: Ihre Haut juckt, sie möchten sich kratzen und man hindert sie daran! Dies geschah hier stundenlang. Was für eine Folter! Erkennen sie die typische Verzweiflung des Ignatia-Zustandes? Ungewollt haben die Eltern den Ignatia-Zustand ihres Kindes verschlimmert, wobei sie selbst ebenfalls in Verzweiflung geraten sind. Der Ignatia-Zustand überträgt sich Ping-Pong-artig (12. Kap.). Die Befreiung der Hände vom Bettgitter und der Einsatz von Ignatia besserten die Haut. Bei der nächsten Verschlechterung war wiederum Staphisagria nötig. Bei einer Neurodermitis ist ein schneller Wechsel von Staphisagria zu Ignatia, oft hin und her, häufig zu beobachten – ein Wechsel zwischen genervter Anspannung und Verzweiflung.

Die Änderung der Resonanzen kann von einer Sekunde zur anderen erfolgen. Ein Kind ärgert sein Geschwisterchen unentwegt und zwickt es in den Rücken. Das Kind hört trotz wiederholter Ermahnungen damit nicht auf. Die Mutter ist genervt – Staphisagria. Irgendwann verliert die Mutter die Nerven und gibt dem Kind eine Ohrfeige. Das Kind fällt gegen die Tischkante und verletzt sich am Kopf. Das hat die Mutter nicht gewollt. Sie ist über sich selbst entsetzt, verzweifelt darüber, dass sie die Fassung verloren hat – Ignatia. Das Kind hat sein Geschwisterchen und seine Mutter in die Verzweiflung getrieben, weil es letztlich selbst verzweifelt war (12. Kap.)

Es ist nicht immer einfach, einen angespannten Staphisagria-Zustand von einem verzweifelten Ignatia-Zustand zu unterscheiden. Die Zustände liegen dicht beieinander. Körperliche Symptome können bei der Differenzierung helfen. Hierzu benötigt man ein Repertorium.

Warum glaubte ein Dozent, dass ein Heuschnupfen (2. Kap.) mit einem Konstitutionsmittel nicht zu behandeln sei? – Der beschriebene Wechsel der Resonanzebenen war ihm nicht bewusst. Die meisten Patienten erleben die Symptome des Heuschnupfens nicht immer gleichmütig. Die triefenden Augen und die laufende Nase können nerven – Staphisagria, oder einen Menschen „wahnsinnig" machen – Ignatia. Der Einsatz dieser Mittel macht die Verschreibung sogenannter kleiner Mittel nahezu überflüssig.

Das Erkennen der unterschiedlichen Resonanzebenen ist zum Teil schwierig, da viele Menschen nur diskrete Anzeichen von Staphisagria- und Ignatia-Symptomen zeigen. Der erfolgreiche Einsatz der Arzneien beweist dann jedoch später, dass die entsprechenden Resonanzebenen vorgelegen haben. Durch das Erkennen der richtigen Resonanzebene und durch den Einsatz der richtigen Arznei können viele Krankheiten gelindert oder geheilt werden. Staphisagria und Ignatia führen in der Therapie einen gewaltigen Schritt weiter.

Im täglichen Schulalltag haben die Staphisagria-Ignatia-Wechselbäder eine enorme Bedeutung. Je nach Vorliegen von Wut und Verzweiflung müssen die Arzneien gegebenenfalls sehr schnell angepasst werden.

Schlaglichtartig einige Beispiele von Moritz:

„Moritz, du verlässt dein Zimmer erst, wenn du die Vokabeln kannst!" – Druck – Staphisagria.

Nach zwei Stunden, Moritz: „Ich kriege die Vokabeln nicht in den Kopf, ich kann sie mir einfach nicht merken." – „Zurück ins Zimmer, du lernst weiter!" Moritz heult – Verzweiflung – Ignatia.

Moritz hat eine Sechs geschrieben und wagt es nicht, den Eltern dies zu erzählen – Ignatia.

Moritz bekommt eine Strafarbeit, weil er im Unterricht, nach Meinung des Lehrers, unpassend gelacht hat – Wut – Staphisagria.

Moritz ist aufgeregt vor der Klassenarbeit – Anspannung – Staphisagria.

Während der Klassenarbeit gerät er in Panik, Blackout. Er kann nichts mehr – Ignatia.

(Wenn man ihm bei seiner Anspannung vor der Klassenarbeit rechtzeitig Staphisagria gegeben hätte, hätte sich ein Ignatia-Zustand möglicherweise gar nicht entwickelt.)

Vielleicht kann der eine oder andere bei sich selbst die beschriebenen Resonanzen wiedererkennen: Ich bin wegen meiner Beschwerden oft genervt. – Ich bin wegen meiner Beschwerden oft verzweifelt. Er könnte seinen Therapeuten fragen, ob dieser bereit wäre, einen Versuch mit den genannten Mitteln zu begleiten.

Die Berücksichtigung der Staphisagria-Ignatia-Wechselbäder durch die entsprechenden Arzneien lindert das Leid der Patienten und fördert bei den meisten Krankheiten den Heilungsprozess.

Es wird eben hauptsächlich genervt gelitten – Staphisagria und verzweifelt gelitten – Ignatia.

Demnach besteht eine häufige Notwendigkeit von Staphisagria und Ignatia bei einer Neurodermitis, bei Allergien, beim Asthma, beim Heuschnupfen, bei der Colitis ulcerosa, beim Tinnitus, bei der Migräne und vielen Krankheiten sowie bei Ehe- und Schulproblemen und anderen denkbaren Konfliktsituationen.

10. Kapitel

Die Bedeutung von Ignatia am Beispiel eines Scheidungskindes

Kinder, deren Eltern sich scheiden lassen, müssen etwas „schlucken", was sie nicht „schlucken" wollen. Egal, was für eine Arznei einem Scheidungskind z.B. beim Heuschnupfen bisher geholfen hat, bei einer Scheidungssituation ist an dem erfolgreichen Einsatz von Staphisagria und Ignatia die erfolgte Resonanzänderung zu erkennen.

Jedes Scheidungskind kommt unvermeidlich in die Resonanzen der unterdrückten Wut und Verzweiflung, wobei die „Ignatia-Verzweiflung" überwiegt.

Den folgenden Tagebuchbericht gab mir die Mutter der Neurodermitis-Patientin Lisa, nach der Heilung ihres Kindes. Es wird deutlich, was von einer homöopathischen Therapie erwartet werden kann, aber auch wie viel Leid bisweilen auf dem Weg zur Heilung ertragen werden muss.

Lisas Vater hat sich kürzlich von seiner Familie getrennt. Lisa, vier Jahre alt, neigt zu Allergien und Neurodermitis.

Die Mutter schreibt:

Die großen Sommerferien gehen zu Ende. In der letzten Ferienwoche zu Hause beginnt Lisa, sich an der Haut zu kratzen. In der Familie stehen Veränderungen bevor: Einschulung der älteren Schwester Anna, die die gemeinsame Kindergartengruppe verlässt und meine Versetzung als Grundschullehrerin an eine neue Schule in Wohnortnähe (Übernahme eines bestehenden 2. Schuljahres). Erste Schulwoche nach den Sommerferien. Der Zustand von Lisas

Haut an den Beinen, besonders an den Knien und Fußgelenken sowie an den Händen, verschlechtert sich täglich. Sie sträubt sich, in den Kindergarten zu gehen, schreit und klammert, wenn ich gehen möchte. Sie ist anhänglich, quengelig und anstrengend. Bereits am ersten Schultag stellt sich meine Arbeitssituation als äußerst problematisch dar. Meine Klasse mit 30 Kindern ist als chaotisch bekannt. So habe ich mir meine neue Arbeitsstelle nicht vorgestellt! Es lastet ein großer Druck auf mir. Meine eigenen Kinder haben darunter zu leiden. Am Ende der ersten Schulwoche ist ein massiver Neurodermitis-Schub bei Lisa nicht mehr aufzuhalten.

Samstag, 26. August. Trotz strenger Diät, Lisa kratzt und kratzt. Die Beine sind schon offen. Am Bauch, im Gesicht und an den Armen bilden sich Pöckchen und Quaddeln. Aufgrund des unterschiedlichen Hautbildes bin ich verunsichert und entschließe mich, einen Allgemeinmediziner herzubitten – Lisa kann schon nicht mehr laufen! Frage nach Kinderkrankheit. Anzeichen einer bakteriellen Infektion. Der Arzt verschreibt: Schmerzmittel, juckreizstillende und antibiotische Salben. Lisa wehrt sich gegen die Einnahme der Medikamente. Gegen den Willen des Kindes flöße ich gemeinsam mit einer Nachbarin die Medikamente ein. Sie fiebert.

Sonntag, 27. August. Lisas Zustand verschlechtert sich. Medikamente schlagen offensichtlich nicht an. Sie fiebert, liegt auf der Couch im Wohnzimmer, bekleidet mit Unterhemd und Unterhose, Baumwolllaken unter und über ihr.

Montag, 28. August. Morgens: Anruf bei Dr. Werner. Alle Medikamente weggestellt. Er verordnet Ignatia C10.000.
Nach einer schlechten Nacht gehe ich zur Schule. Eine Tagesmutter betreut Lisa in der Zwischenzeit. Am Abend Besuch des Vaters, bringt eine Cortisonsalbe mit. Lege sie zur Seite. Lisa schläft in der Nacht bei mir. Sie weint und schreit vor Schmerzen. Gebe ihr zusätzlich Aspirin.

Kommentar: Die Verzweiflung des Kindes und auch der Mutter ist offensichtlich. Wenn ein Kind verzweifelt ist, kann man davon ausgehen, dass sich diese Verzweiflung auf die Mutter überträgt und umgekehrt (12. Kap.). Die Mutter ist in einer ausweglosen Situation: Wenn sie ihr schreiendes Kind im Kindergarten abgibt, macht sie einen Fehler. Wenn sie es nicht tut, kann sie nicht arbeiten gehen — aus ihrer Sicht ebenfalls ein Fehler.
Deshalb: Ignatia

Dienstag, 29. August. Schlechte Nacht, Lisa wird immer wieder wach, kratzt, weint und lässt sich kaum beruhigen. Wir schlafen beide wenig. Aspirin in der Nacht. Ignatia C50.000. Dr. Werner sagt: „Seien Sie unbesorgt. Das kriegen wir in den Griff. Das verspreche ich Ihnen. Aber ich will nichts beschönigen: Ihnen stehen schwere Zeiten bevor."

Kommentar: Die Mutter schilderte das Kind als launisch und widersprüchlich. Auch die Charakteristik des Fiebers und der Hautausschläge wiesen eindeutige Ignatia-Symptome auf. Nach Einnahme von Ignatia zeigte sich stets eine eindeutige Besserung: Das Kind hörte auf zu weinen. Das Fieber ließ sich — allerdings immer nur kurzzeitig — überzeugend senken. Fieber als Folge von Kummer habe ich bei Kindern oft beobachten können. Da die Besserungen lediglich für zwei bis drei Stunden anhielten, erhöhte ich die Potenzen.
Mit meinem Heilungsversprechen hatte ich mich weit aus dem Fenster gelehnt. Eigentlich darf man ein derartiges Versprechen nicht machen. Der Patient stellt letztlich die Gesundheit her – der Arzt stellt allenfalls die Weichen. Heute würde ich bescheidener zum Ausdruck bringen, dass ich bei homöopathischer Behandlung von Neurodermatitiden gute Erfahrung gemacht habe.

Mittwoch, 30. August. Ich bin nicht arbeitsfähig. Da kaum geschlafen, lasse mich für den Rest der Woche krankschreiben. Lisas Toilettengang wird immer schwieriger. Sie kann nicht mehr sitzen. Ihre Haut nässt überall. Es verbreitet sich langsam ein unangenehmer Geruch, den ich kaum ertragen kann. Ich wechsle zweimal am Tag und einmal in der Nacht die Tücher und Unterlagen. Am Abend kommt ihr Vater, setzt sich zu ihr ans Bett, redet mir ins Gewissen, die Cortisonsalbe zu verwenden. Man müsse den Kreislauf unterbrechen. Ich bin dagegen, weil ich weiß, dass Cortison die Hautsymptome nur zeitweise unterdrücken würde. Trotz des schlimmen Zustandes der Haut habe ich die innere Sicherheit, dass wir auf dem richtigen Weg sind. Nach Einnahme der Kügelchen sind immer wieder eindeutige Besserungen im körperlichen und im psychischen Bereich zu beobachten gewesen. Das Fieber hat jeweils prompt reagiert.

Donnerstag, 31. August. Zustand weiterhin schlecht, erneut Fieber. Fahre zur Arztpraxis. Liegendtransport im Laderaum des Kombis. Lisa schläft auf der Fahrt ein. Dr. Werner und Frau Dr. Tendick untersuchen Lisa. Dr. Werner ist nach wie vor ganz ruhig und sagt, wir schaffen das. Er verordnet Ignatia C100.000. Lisa schläft wieder ein.

Freitag, 1. September. Mein Entschluss steht fest: Ich muss ganz für meine Kinder da sein. Ich höre für ein Jahr auf zu arbeiten und lasse mich beurlauben. Ich bin erleichtert. Ich will mich ganz auf mein Kind konzentrieren. Am Abend ist Lisas Haut auch unter den Achseln befallen, so dass es nicht mehr möglich ist, sie zur Toilette zu tragen. Der Po ist derart wund, dass es bei jedem Wasserlassen wehtut. Sie schreit vor Schmerzen und verkneift es sich so lange wie möglich. Sie jammert: ‚Ich muss Pipi, aber ich will nicht.' Sie hält ein. Einmal pro Tag und einmal pro Nacht, alle zwölf Stunden, geht sie auf die Toilette. Wieder dieselbe verzweifelte Situation: Ich schlage ihr tausend Variationen vor, wie sie es mit dem Pipimachen am besten schaffen kann. Sie schmettert jeden Vorschlag weinend und schreiend ab. Pampers darunter legen, Suppenteller unter den Popo schieben, Töpfchen im Bett, usw. Ich handle wieder und klemme einen schlanken Plastikbecher unter die Schamlippen, dabei wehrt sie sich, die Beine zu spreizen. Drumherum decke ich alles mit Tüchern ab, damit bloß kein einziges Tröpfchen an die offene Haut gelangt. Irgendwann schaffen wir es, aber überzeugt hat sie die Methode nicht. Sie bleibt skeptisch. Beim nächsten Mal gelingt es überhaupt nicht. Sie macht ins Bett. Erbärmliches Schreien. In der Nacht drückt sie weichen Stuhlgang heraus, ohne zu schreien und zu weinen. Sie schläft tief und fest. Am nächsten Morgen weiß sie von nichts. Sie wird fast ärgerlich, als ich ihr davon berichte. Später nach der ersten Tiefschlafphase wird sie wieder wach, fängt an zu weinen und sagt vollkommen verzweifelt: ‚Mama, ich kann ja gar nicht mehr laufen.' Ich versuche, sie zu beruhigen und ihr Hoffnung auf Besserung zu machen. Irgendwann tut ihr der Nacken so weh, dass sie mich bittet, in den Nacken zu pusten. Ich hocke mich vors Bett und puste und puste. Sie weint dabei unaufhörlich. Plötzlich unterbricht sie und sagt: ‚Mama, hol dir doch einen Stuhl!' Mir kommen die Tränen.

Kommentar: Wenn Lisa uriniert, erwartet sie unerträglicher Schmerz, wenn sie den Urin einhält ebenfalls. Die durch die Trennung der Eltern hervorgerufene Ignatia-Resonanz findet ihr Äquivalent in körperlichen Symptomen.

Die Katastrophe ist perfekt. Ich richte ihr in meinem Schlafzimmer eine Schlafstelle ein. Tagsüber verhält sie sich ganz ruhig und scheint ihren Zustand zu akzeptieren. Mittlerweile kann sie sich nicht mehr rühren. Sie bewegt ihre Beine schon seit zwei Tagen nicht mehr. Auch ihre Hände und Finger kann sie nicht mehr bewegen. Alles ist geschwollen, offen und schmerzhaft. Ich füttere sie, gebe ihr mit dem Strohhalm zu trinken. Sie isst gut, trinkt viel Mineralwasser, ihr Stuhl ist weich. Sie fiebert ständig ein wenig. Ich soll ihre Stirn kühlen, die einzige Hautpartie, die frei ist, und an der sie Körperberührung ertragen kann. Da sich meine Hand schnell erwärmt, schickt sie mich, das Kühlkissen aus dem Gefrierschrank zu holen. Sie trägt mir auf, meine Hand an dem Kühlkissen zu kühlen und sie dann an ihre Stirn zu halten. Dabei schaut sie ununterbrochen eine bestimmte Mickey-Mouse-Video-Kassette. Sie läuft Tag und Nacht. Das lenkt sie ab. Ich schaue fortwährend mit und sie ist damit zufrieden – tagsüber. In der Nacht häufen sich die Juckattacken. Sie schreit viel, ruft immer wieder: ‚Aua!' Ich versuche, sie zu beruhigen. Die Situation spitzt sich zu: Sie kann sich nicht mehr selber kratzen. Ich soll es für sie tun. Erst wehre ich mich. Ich starre auf das offene rohe Fleisch. Dann entschließe ich mich, es zu tun. – ‚Wo?', frage ich. Sie antwortet: ‚Da!', rührt sich dabei aber nicht von der Stelle. Sie fängt an zu schreien: ‚Da!' Die Verzweiflung wächst auf beiden Seiten. Ich versuche, durch Zeigen an meinem eigenen Körper herauszufinden, an welchen Stellen es bei ihr juckt, taste analog ganz behutsam ihre Körperstellen ab, bis wir uns in etwa einig sind, wo ich kratzen soll.

Das wiederholt sich mehrmals in diesen Tagen. Manchmal kann sie mir die Stellen überhaupt nicht nennen. So verzweifelt ist sie. Sie schreit erbärmlich.

Samstag, 2. September. Nach dem Bericht über die vergangene Nacht erhöht Dr. Werner die Potenz von Ignatia auf C1.000.000. Er kündigt an, dass Lisa innerhalb der nächsten 24 Stunden als nächstes Mittel Natrium muriaticum benötigen wird.

Kommentar: Es waren neue Symptome aufgetreten, die auf Natrium muriaticum hinwiesen. Neue Symptome weisen stets auf die Arznei hin, die als nächste benötigt wird. Wenn sich z.B. vermehrt Bläschen zwischen den Fingern zeigen (unter anderem: Natrium muriaticum zweiwertig), Risse an den Fingerkuppen neu auftreten (Natrium muriaticum einwertig mit Sternchen), sich Hautausschläge um den Mund herum verschlimmern (unter anderem: Natrium muriaticum dreiwertig) und sich in Mitte der Oberlippe ein Riss zeigt (Natrium muriaticum zweiwertig), wären alle diese Symptome Hinweise auf Natrium muriaticum.

Lisas Vater fragt: „Wie weit willst du noch gehen?" Ich blocke das Gespräch ab, viel zu erschöpft, er solle sich mit Dr. Werner in Verbindung setzen. Er dreht sich um und geht. Innerlich ist er auf 180; das weiß ich. Lisas Hals ist so schmerzhaft, dass sie den Kopf nur in eine Richtung halten kann.

Sonntag, 3. September. Am Wochenende ruft Dr. Werner mich dreimal am Tag an, Samstag wie Sonntag. Ich fühle mich gut versorgt und weiß, dass ich mich ganz auf diesen Menschen und Arzt verlassen kann. Sonntagmorgen erzähle ich von Lisas verklebten Augen und dem schon gestern aufkeimenden bronchialen Husten. Außerdem schildere ich, dass sich das Fieber in der Nacht nicht mehr mit Ignatia C1.000.000 beeinflussen ließ. In der Nacht ruft sie immer wieder: ‚Der Husten soll weg, Mama!' Mittags steht es fest. Natrium muriaticum C1.000. Zwanzig Minuten später schläft Lisa. Das Fieber steigt während des zweistündigen Schlafes, lässt sich aber nach ihrem Erwachen und regelmäßiger Gabe von Natrium muriaticum eindeutig senken. Am nächsten Morgen hat sie eine Temperatur von 37,4°C und die Haut ist wesentlich trockener. Im Verlauf des Tages kann man zusehen, wie sie abtrocknet. Überall bildet sich Haut. Die Haut ist nicht mehr gerötet. Lisa kratzt weniger. Sie hat gute Laune und ist stimmungsmäßig wie verwandelt. Lisas Haut schuppt sich unendlich, und vor allem: Die Haut stinkt nicht mehr. Allerdings will sich Lisa noch keinen Schritt bewegen. Das Pipimachen bleibt ein Problem. Sie traut verständlicherweise niemandem.

Kommentar: Der Husten war unter Ignatia aufgetreten. Allein dies war ein Hinweis darauf, dass diese Arznei ausgereizt war. Die Psyche, das Fieber und die Haut hatten nicht mehr auf Ignatia reagiert. Jetzt wirkte Natrium muriaticum.

Montag, 4. September. Lisa klagt am Morgen über Ohrenschmerzen. Sie fiebert. Erhöhe die Potenz von Natrium muriaticum. Mittags verliert sie kein Wort mehr über ihr Ohr. Das Fieber ist weg. Erste Sitzversuche. Das Kind nimmt mich dabei wortlos in den Arm, schmiegt sich an mich. Unbeschreiblich dieser Moment.

Aber es dauert nicht lange und eine neue Krise bahnt sich an, und das um 23.30 Uhr. Lisas Gesicht schwillt an: Augenlider, Nasenwurzel, Oberlippe, Hände und Füße. Ich gerate in Panik. Notarzt angerufen: Quincke-Syndrom, heißt es. Das Kind müsse sofort in die Kinderklinik. Die Schwellungen könnten auf die Schleimhäute übergreifen. Was tun? In letzter Sekunde mache ich mir klar, was Lisa im Krankenhaus erwarten würde: Neben Vorhaltungen und Entsetzen über den Zustand des vierjährigen Kindes sicherlich hohe Gaben von Cortison. Also ziehe ich mich wieder aus, stelle vorsichtshalber den Wecker auf 1.00 Uhr, falls ich versehentlich einschlafe, und halte in der Nacht Sitzwache, um die Schwellungen und möglicherweise eintretende Atemnot zu beobachten.

Dienstag, 5. September. Dr. Werner verordnet Apis C1.000. Plötzlich verweigert Lisa die Einnahme der homöopathischen Arzneien. Sie muss Pipi und will nicht. Ich fühle mich hilflos. Sofortiger Wechsel: Ignatia C50.000. Für eine halbe Stunde. Dann ist der Spuk vorbei. Das Kind ist wieder fröhlich, hat einen Scherz auf den Lippen und die Welt scheint wieder in Ordnung. Zurück auf Apis C1.000, später auf Apis C10.000. Bis zum Abend geht die Schwellung deutlich zurück.

Kommentar: Die Symptome des Patienten diktieren die Arznei und dabei können sehr unterschiedliche Arzneien zum Einsatz kommen. Wie man sieht, benötigte Lisa Apis mellifica. Die Schwellungen im Gesicht waren unter anderem eine Indikation für diese Arznei. Das Verlangen Lisas, Pippi zu machen und es gleichzeitig wegen der zu erwartenden Schmerzen vermeiden zu wollen, war eine verzweifelte Lage und erforderte eine zwischenzeitliche Gabe von Ignatia.

Im Verlauf des Tages macht Lisa wiederum Sitz- und Gehversuche.

Am Abend öffnet sie stolz ihrem Vater die Tür. Sie geht das erste Mal wieder auf die Toilette! Halleluja!

Donnerstag, 7. September. Die Schwellungen sind noch nicht ganz weg, besonders über der Nasenwurzel. Morgens Apis C50.000. 16.30 Uhr Besuch bei Dr. Werner. Die Schwellung ist nicht mehr wahrzunehmen. Lisa spaziert in Strumpfhosen (!) in die Praxis. Alle freuen sich. Sie ist total vergnügt und fährt sogar am Abend fürs Wochenende zu ihrem Vater. Abends Fete. Ich trinke auf mein starkes Mädchen, auf den Arzt und Menschen Dr. Werner und auf mich selbst! Sonntagnachmittag sehe ich Lisa wieder und fasse es kaum. Ihr Gesicht ist blank. Man sieht nichts mehr.
Soweit der Bericht der Mutter.

Ist es nicht verantwortungslos, so viel Leid zuzulassen? Wäre ich nicht verpflichtet gewesen, dies – egal wie – zu verhindern? Stellt das durchgemachte Leid für das Kind nicht ein erneutes Trauma dar? – Man muss wissen, dass die Unterdrückung von Hautausschlägen keine Heilung bedeutet, sondern ein Symptom lediglich verdeckt. Schlimmstenfalls kann die Unterdrückung von Hautausschlägen sogar ein Asthma auslösen.

Warum ist es der kleinen Lisa so schlecht gegangen? Das Mädchen hat wegen der Trennung seiner Eltern unter großen seelischen Nöten gelitten und psychosomatisch mit einer Erkrankung der Haut reagiert. Lisa war in einen tiefen Ignatia-Zustand geraten. Was wäre geschehen, wenn ich „nur" die Haut – homöopathisch oder schulmedizinisch – behandelt hätte und das vielleicht auch noch erfolgreich? Die Resonanzebene von Ignatia wäre nicht geheilt worden, Lisa hätte diese Hypothek möglicherweise ihr Leben lang mit sich herumgetragen und unbewusst Gelegenheiten zum Ausagieren ihrer verdrängten Verzweiflung im Sinne des Wiederholungszwanges gesucht. Ein Zulassen des Leidens hat die Heilung gefördert. In diesem Fall haben die hohen Potenzen der Arzneimittel und ein relativ kultiviertes Miteinander-Umgehen der getrennten Eltern die Heilung begünstigt. Bei einem lang dauernden, destruktiven Rosenkrieg wäre eine Heilung deutlich verzögert oder unmöglich gewesen.

Lisa haben die Arzneien Ignatia, Apis und Natrium muriaticum geholfen. Kann man daraus den Schluss ziehen, jede Neurodermitis sei durch diese Arzneien heilbar? Natürlich nicht! Die Arzneien werden individuell abgestimmt, wobei die psychischen und körperlichen Symptome berücksichtigt werden müssen. Fast jede Neurodermitis bringt den betroffenen Patienten in Anspannungs- und Verzweiflungszustände. Dass ein Juckreiz nerven – jetzt Staphisagria – und geradezu verrückt machen kann – jetzt Ignatia, wird jeder verstehen. Der Einsatz von Staphisagria und Ignatia erhöht die Heilungschancen bei jeder Neurodermitis. Patienten argumentieren oft: Heilen Sie meine Haut und ich bin nicht mehr verzweifelt.

Es bedarf keiner großen Einfühlung, um diese Argumentation zu verstehen. Oft ist es schwer zu vermitteln, dass die Hauterkrankung nicht die eigentliche Ursache des Problems ist.

11. Kapitel

Wie hochpathologische Resonanzen entstehen, am Beispiel eines sexuellen Missbrauchs

Mittags-Telefonsprechstunde: Anruf einer Patientin, die sich seit einiger Zeit in meiner Behandlung befindet.

Patientin: „Ich rufe nur an, um mich bei Ihnen für ihre bisherige Hilfe zu bedanken."

Mich beschlich ein ungutes Gefühl.

„Wie geht es Ihnen denn?"

„Ich stehe hier am offenen Fenster."

Längeres Schweigen.

Dann heftig: „Ich mache Schluss, ich kann nicht mehr!"

„Gibt es einen Auslöser dafür, dass es Ihnen so schlecht geht?"

„Das ist alles uninteressant. Ich will nicht mehr leben. Geben Sie sich keine Mühe."

„Sie haben mich angerufen und ich gehe davon aus, dass Sie mit mir sprechen wollen."

„Sie können mich nicht umstimmen."

„Mir ist bewusst, dass ich Ihnen nur helfen kann, wenn Sie die Hilfe annehmen. – Wie sollte ich Sie daran hindern, aus dem Fenster zu springen, wenn Sie dazu entschlossen sind? – Die Verantwortung für Ihr Leben haben Sie selbst. Sie können diese Verantwortung auf niemanden – auch nicht auf mich delegieren. Diese Verantwortung würde ich auch niemals übernehmen, weil Sie zu schwer ist. – Sagen Sie mir bitte, warum Sie sich bei mir bedanken wollen!"

„Ich glaube, dass Sie in der Vergangenheit viel für mich getan haben."

„Dann bitte ich Sie jetzt, etwas für mich zu tun. Ich möchte, dass Sie mir ihren Zustand genau beschreiben!"

„In mir glimmt ein kaltes Feuer, ein Feuer, das sich immer mehr nach innen zusammenzieht, ein kaltes Brennen. Kein warmes Feuer, sondern ein furchtbar kaltes, totes. Alles ist grau und schwarz. Der Himmel, die Häuser, die Straßen. Das kalte Feuer in meinem Bauch ist so unerträglich, dass es nur eine Lösung gibt: Ich werde aus dem Fenster springen."

„Ich will Ihren Zustand besser verstehen. Ist es so, dass Sie sich wertlos fühlen? Ungeeignet für diese Welt? Fühlen Sie sich gescheitert?

„Genau so ist es."

„Erinnern Sie sich an unser Erstinterview? – Ich hatte damals die Ahnung, dass Sie in einen Zustand von absoluter Schwermut kommen könnten und habe Ihnen damals vorsorglich die homöopathische Arznei Aurum metallicum mitgegeben. Bitte lutschen Sie jetzt sofort ein Kügelchen nach dem anderen!"

„Das ist alles sinnlos."

„Ich bitte Sie jetzt, Kügelchen zu lutschen!"

„Von mir aus. Die Kügelchen werden sowieso nicht helfen. Ich hänge jetzt ein."

„Halt! Von einer Beendigung des Telefonats war nicht die Rede. Wir beide bleiben zusammen am Telefon. Ich will wissen, wie die Globuli wirken."

Die Patientin begann ein Kügelchen nach dem anderen zu lutschen. Ich ermutigte sie immer wieder, mir ihren Zustand genauestens zu beschreiben. Nach ca. einer dreiviertel Stunde wurde ein längeres Schweigen von heftigem Weinen abgelöst. –

„Oh Gott, mir geht es besser. Mir geht es wirklich besser."

Um sicher zu gehen, setzte ich das Gespräch noch eine Weile fort. Die Tränen der Patientin, ihr liebevolles Nachdenken über ihre Kinder, ihre Erleichterung über das Nachlassen der akuten depressiven Krise überzeugten mich schließlich.

Nach diesem Gespräch hätte ich an diesem Tag am liebsten die Praxis geschlossen, um mich selbst erst einmal zu erholen.

Ich habe es mehrfach erlebt, dass nach Gabe einer Hochpotenz von Aurum metallicum für den depressiven Patienten geradezu die Sonne aufgegangen ist.

Meine Patientin hatte Aurum metallicum noch niemals zuvor bekommen.

Warum hatte ich ihr Aurum metallicum schon bei dem Erstinterview prophylaktisch mitgegeben? -

Um dies zu verstehen, müssen wir uns wesentliche Aspekte ihrer Lebensgeschichte ansehen.

Die Patientin hatte in den vergangen Jahren – vor Beginn der homöopathischen Behandlung – des Öfteren etliche Monate in der Psychiatrie verbracht. Für die Patientin stand fest: "Die Psychiater haben mir nicht wirklich geholfen. Die Psychopharmaka haben mich immer derart müde gemacht, dass ich kaum im Stande war, meine zwei Kinder zu versorgen. Trotz der Psychopharmaka musste ich immer wieder in die Klinik eingewiesen werden."

Im Erstinterview sprach die Patientin über ihre Kindheit, insbesondere über den sexuellen Missbrauch durch ihren Vater – ein Missbrauch der über viele Jahre bestanden hatte und der lediglich von gelegentlichen Gefängnisaufenthalten des kriminellen Vaters unterbrochen war. Die tablettenabhängige Mutter konnte ihre Tochter nicht beschützen. Zu Hause herrschte brutale Gewalt. Es verging kaum ein Tag ohne Schläge. Wenn sie den arbeitslosen Vater störte, wurde sie bei jedem Wetter auf die Straße geschickt. Freundinnen nach Hause mitzubringen, war verboten – dass sie selbst Freundinnen besuchte ebenfalls. Voller ängstlicher Anspannung lag meine Patientin abends im Bett und wartete auf ihren Vater. Homöopathisch entspricht diese Resonanzlage einem tiefen Staphisagria-Zustand – unerträgliche Erwartungsspannung – und dies jahrelang! Die Patientin musste etwas „schlucken", was sie nicht „schlucken" wollte. Je tiefer und je öfter man Unerträgliches „schlucken" muss, desto tiefer die Bahnung der Staphisagria-Resonanz. Dies prägt die Zukunft eines Menschen. Müssen insbesondere in der Kindheit große Anspannungen ausgehalten werden, dann neigt man im späteren Leben zu unangemessenen Anspannungen in alltäglichen Lebenssituationen: Anspannung vor einem Kirchgang oder einem Kinobesuch – Anspannung vor dem Elternsprechtag – Anspannung vor einem erwarteten Besuch – Anspannung bei Erhalt eines Einschreibebriefes. Die Patientin ließ Briefe tagelang ungeöffnet, womit sie sich große Probleme einhandelte. Sie musste lernen, in allen emotionalen Anspannungen immer wieder Staphisagria einzusetzen und erreichte so eine deutliche Besserung ihres psychischen Zustandes.

Schauen wir uns das traumatische Geschehen noch einmal an: Angstvolles Warten auf den Vater – Staphisagria. Wenn sich ihr Vater über sie hermachte, geriet sie jedes Mal in Panik. Sie erinnern sich, dass Panik auf den Punkt gebrachte Verzweiflung ist, dass der Hauptaspekt der Ignatia-Resonanz die Ausweglosigkeit ist (8. Kap.). Die Patientin hatte sich immer wieder in ausweglosen Lagen befunden. Sie war dem Vater ausgeliefert.

Anspannung (Staphisagria) und Verzweiflung (Ignatia) waren die Hauptresonanzen im Leben meiner Patientin. Die Resonanzebenen wechselten häufig und schnell. Man konnte die Arzneien oft nicht so schnell anpassen, wie sich die Resonanzen änderten – eine schwierige Therapie. Ähnlich wie bei ihren traumatischen Kindheitserlebnissen „sprang" sie zwischen der Staphisagria- und Ignatia-Resonanz unentwegt hin und her. Ein zu schneller Wechsel kann sogar bedeuten, dass ein Patient nicht therapierbar ist.
Einige Monate vor der lebensbedrohlichen Situation am Fenster hatte sich Folgendes abgespielt:

Meine Patientin befand sich an der Kasse eines Supermarktes und legte die Lebensmittel auf das Band. Vor ihr standen drei Kunden. Sie drehte sich um, zehn Leute hinter ihr! Engegefühl! Panik! Unter den entgeisterten Blicken der Kassiererin ließ sie alles stehen und liegen und floh aus dem Geschäft. Die Patientin selbst hielt ihr Verhalten für verrückt: Bei mir stimmt es nicht. Sie hatte keine Erklärung für ihre Panik. Im Supermarkt hatte sie eine unerträgliche Enge empfunden. Die Ausweglosigkeit eines Ignatia-Zustandes war als Wunde aufgebrochen. In ihrem Leben oft verzweifelt, neigte sie dazu, auch andere Zwänge zu entwickeln. So schloss sie ihre Wohnung ab und wusste genau: Die Wohnung ist abgeschlossen. – Zwanghaft musste sie jedoch die Tür kontrollieren. – Ist die Tür wirklich zu? „Absichtlich" brachte sich die Patientin immer wieder in ausweglose Situationen. Aus ihrer Sicht: Wenn sie die Türe kontrolliert, macht sie einen Fehler. Wenn sie sie nicht kontrolliert, macht sie auch einen Fehler.

Der bisherige Lebensweg der Patientin war gepflastert mit Ignatia-Situationen. Verzweifelt rief sie mich eines Tages an: Am Abend zuvor hatte sie die Enge ihrer Wohnung nicht mehr ertragen können und sah sich gezwungen, in eisiger Kälte spazieren zu gehen (gehen bessert – Ignatia zweiwertig). Da ihr Lebensgefährte nicht verfügbar war, mussten ihre Kinder sie begleiten – in der Kälte! Stundenlang! Immer wieder um den Häuserblock! Die Kinder weinten unentwegt und flehten ihre Mutter an, nach Hause gehen zu dürfen. Dies war der Patientin nicht möglich. Quälend war ihr bewusst, dass sie ihre Kinder leiden ließ. „Was mache ich nur mit meinen Kindern?" Gleichzeitig fürchtete sie: „Wenn jetzt eine Polizeistreife kommt und mich mit meinen weinenden Kindern nachts herumlaufen sieht, schicken sie mich sofort wieder in die Psychiatrie." Eine situative Ausweglosigkeit: Einerseits wollte sie mit ihren Kindern in die warme Stube, andererseits musste sie zwanghaft im Freien laufen, weil nur dies ihren psychischen Zustand besserte. Sehen Sie, wie diese Mutter unbeabsichtigt ihre Kinder in den Ignatia-Zustand brachte, in den Zustand, in dem sie sich selbst aktuell befand? (12. Kap.)

Diese tiefen Bahnungen von Staphisagria – und in den zuletzt genannten Beispielen von Ignatia-Resonanzen führen – so sie nicht geheilt werden – stets zu Wiederholungszwängen – im ganzen Leben. Immer wieder brachte sich die Patientin „absichtlich" in ausweglose Situationen. Ihre in der Kindheit angelegte Verzweiflungsresonanz wollte offensichtlich ausgelebt werden.

Der beschriebene Wiederholungszwang ist auch deshalb so mächtig, weil meist Partner mit denselben Resonanzen gewählt werden und die Partner dazu neigen, die Wunde des anderen zu vertiefen. Der verwundete, gekränkte Staphisagria-Mensch ist äußerst sensibel und er wird die Sensibilität eines anderen Staphisagria-Menschen mögen. Staphisagria verliebt sich in Staphisagria. Vergleichbares gilt für Ignatia. Wenn ich verzweifelt bin und ein anderer ist es auch, werde ich mich in diesem Zustand von dem anderen verstanden fühlen und kann mit ihm zusammen „so richtig schön" verzweifelt sein. Das Tragische ist, dass es die Wunden der Partner sind, die in eine scheinbar positive Resonanz geraten. Der angespannte Staphisagria-Partner neigt dazu, seine Anspannung zu übertragen. Ebenso neigt der verzweifelte Partner dazu, seine „Verzweiflungs-Resonanz" zu übertragen. Auch wenn eine gleichzeitig mit dem Partner empfundene Verzweiflung zunächst entlastend wirken kann, so kommt es dennoch zu verhängnisvollen sich aufschaukelnden Ping-Pong-Effekten (12. Kap.). Diese Beziehungen können nicht gut gehen. Die Partner helfen einander nicht. Sie verschlimmern ihre psychischen Zustände gegenseitig.

Für Außenstehende ist es nicht zu fassen: Meine Patientin hat zweimal Männer geheiratet, die sie verprügelt haben. Unbewusst werden Anspannungs- und Verzweiflung-Situationen konzipiert, Staphisagria- und Ignatia-Wunden brechen auf und schreien nach Heilung.

Die meisten Menschen haben mehr oder weniger große Unterdrückungen in ihrer Kindheit erlebt, gottlob, nicht alle so grauenhafte wie meine Patientin. Wenn man immer wieder Unerträgliches ertragen muss, immer wieder extreme Ausweglosigkeiten, totale Verzweiflung erlebt, kann die Resonanzebene von Ignatia

84

umschlagen - in die von Aurum metallicum: Ich kann nicht mehr, ich will nicht mehr! Um dem Leid zu entgehen, muss ich sterben. Ich will sterben! Der Wunsch zu sterben ist durch ein gegensteuerndes Argumentieren und Rationalisieren nicht zu beseitigen. Es ist sinnlos, einem Patienten im Aurum-Zustand zu sagen, dass das Leben auch schöne Seiten hat.

Im Erstinterview hatte ich die Ebenen der Demütigung, Kränkung, der unterdrückten Wut – Stahisagria – der häufig durchgemachten Verzweiflung – Ignatia – erkennen können. Aber auch die Aurum metallicum-Resonanz war zu erkennen gewesen: Schon als kleines Kind hatte sich die Patientin oft den Tod gewünscht.
Es besteht eine große Wahrscheinlichkeit, dass in der Kindheit gebahnte Resonanzebenen später durch aktuelle Lebenskrisen mobilisiert werden. Ein Mensch, der sich schon als Kind den erlösenden Tod gewünscht hat, wird wahrscheinlicher die Resonanzebene von Aurum metallicum entwickeln als ein Mensch, der keinerlei Erfahrung mit dieser Resonanzebene gemacht hat. Es war von Anfang an sehr wahrscheinlich, dass diese Patientin Staphisagria, Ignatia und Aurum metallicum während der Therapie benötigen würde.

In Fällen von sexuellem Missbrauch entwickeln sich stets hochpathologische Staphisagria-, Ignatia- und oft auch Aurum metallicum-Resonanzen.

Dies war der Grund, weshalb ich meiner Patientin schon in der ersten Sitzung Aurum metallicum mitgegeben hatte.

Zwei weitere Arzneien hatte ich zusätzlich bereitgehalten: Die „Erschöpfungsarznei" Acidum phosphoricum und Anacardium. Es liegt auf der Hand, dass ein Leben in ständiger Anspannung und Verzweiflung enorme Kräfte kostet. Zwischenzeitlich hat meine Patientin Acidum phosphoricum benötigt.
Die zweite Arznei: Anacardium. Man könnte die Essenz von Anacardium als Steigerung einer tiefen Staphisagria-Pathologie anse-

hen. Wie beschrieben, wird im Staphisagria-Zustand „geschluckt". Wenn die Patientin die damit verbundenen Anspannungen nicht mehr aushalten kann, kommt es zu aggressiven Ausbrüchen. Meine Patientin rastete aus und schlug ihre Kinder. Die Staphisagria-Essenz zeigt, wie ein Opfer zum Täter werden kann (16. Kap.). – Bei Anacardium ist es dramatischer. Hier handeln das Opfer und der Täter *gleichzeitig*: Ein Borderline-Patient schneidet sich in die Haut und bringt damit zum Ausdruck: „Ich bin Opfer – ich werde geschnitten. – Ich bin Täter – ich schneide." Diese Anacardiumbedürftige innere Spaltung findet man häufig bei Patienten, die sexuellen Missbrauch haben erleiden müssen (17. Kap.).

Zum damaligen Zeitpunkt fragte ich mich wieder einmal: Welches ist denn das *eigentliche* Konstitutionsmittel der Patientin? Kann ein Mensch konstitutionell auf Aurum metallicum festgelegt sein? - Das würde bedeuten, dass man zum Selbstmörder geboren wird. Man denkt unwillkürlich an den „Freud'schen-Todestrieb".

Viele Patienten, denen ich erfolgreich Aurum metallicum gegeben hatte, waren schicksalhaft in für sie unerträgliche Situationen geraten: Kinder in Scheidungssituationen, verlassene Ehemänner oder Ehefrauen, vernichtendes berufliches Scheitern. Meist hatte ich den Eindruck, dass die Selbstmordresonanz von Aurum metallicum durch äußere Umstände gebahnt worden war.

War das *eigentliche* Konstitutionsmittel meiner Patientin Staphisagria – die Arznei, die sie im Verlauf der Therapie am häufigsten benötigt hatte? Dies würde bedeuten, dass sie auf die Resonanzebene der inneren Anspannung fixiert wäre – so wäre sie geboren worden. Anspannung als fixiertes Grundmuster eines Menschen? Absolut fixiert kann diese Resonanzebene nicht gewesen sein, da die Patientin häufig zu Ignatia wechselte. Kann es sein, dass ein Mensch auf Grund eines festgelegten Musters auf eine „Ignatia-Ausweglosigkeit" unentrinnbar festgelegt ist, verzweifelt geboren, verzweifelt in der Gegenwart und zur immerwährenden Verzweif-

lung verdammt? – Oder gar festgelegt auf eine innere Gespaltenheit wie bei Anacardium?

Welches ist das *eigentliche* Konstitutionsmittel der misshandelten
Patientin? Ist ihr Grundtypus auf Anspannung, auf Verzweiflung,
auf eine Neigung zum Selbstmord oder auf innere Gespaltenheit
fixiert?

Oder aber: Spürt die Patientin etwas Richtiges, wenn sie immer
wieder betont: „*Eigentlich* bin ich gar nicht so. – *Eigentlich* bin ich
ganz anders!"

12. Kapitel

Wie sich konstitutionelle Resonanzen ausbreiten

Die Staphisagria-Resonanz überträgt sich. Permanente Unruhe eines Kindes nervt die Eltern. Diese übertragen wiederum ihre Anspannung auf das Kind. Stets kommt es zu Ping-Pong-Effekten. Wo die *primäre* Ursache für die Entstehung der Staphisagria-Resonanz liegt, ist für die aktuelle Therapie nicht wichtig. Alle sind nur noch genervt und benötigen Staphisagria. Im eigenen Genervtsein spiegelt sich oft die angespannte Resonanzlage der Mitmenschen wieder. So ist es Eltern möglich, in ihrer eigenen Anspannung die Anspannung ihres Kindes wahrzunehmen und so ein nerviges Verhalten ihres Kindes besser zu verstehen. Sie können dann versuchen, paradox zu reagieren und eigene Gereiztheit nicht an das Kind weiterzugeben.

Tim und seine Mutter haben Stress miteinander. Jedes Mal nach dem Mittagessen geht das Theater mit den Schularbeiten los. Tims Mutter macht Druck. „Mach die Schularbeiten jetzt! Abends bist du zu müde." Tim wird wütend. Die Mutter wird wütend. Am liebsten würde sie Tim eine Ohrfeige verpassen. Geheule und Schreierei. Die Mutter hat ihre Anspannung auf Tim übertragen. Die Staphisagria-Zustände der beiden schaukeln sich gegenseitig hoch. Jetzt veranstaltet die Mutter ein Donnerwetter. Tim heult hysterisch. Die Mutter weiß, dass ihr Söhnchen in dieser psychischen Verfassung nicht mehr aufnahmefähig ist. Wenn sie ihn jetzt zwingt, die Schularbeiten zu machen, macht sie einen Fehler. Wenn sie nachgibt, macht sie auch einen Fehler. Die Staphisagria-Resonanz ist in die Ignatia-Resonanz übergegangen. Es wäre gut, wenn die Mutter die Übertragungen und Gegenübertragungen erkennen könnte. Dann könnte sie durch die Gabe, einer der jeweiligen Stimmungslage entsprechenden Arznei, die Situation entkrampfen. Auf jeden Druck kommt irgendwann unvermeidlich Gegendruck – Causticum. Dies kann auch zu einem erheblich späteren Zeitpunkt, auch Monate oder Jahre später geschehen. Tim kam jedoch relativ früh in die Causticum-Resonanz. Tim reagierte bockig und kam keiner Aufforderung der Mutter mehr nach. Sie hatte das Gefühl nur noch gegen die Wand zu sprechen.

Im täglichen Leben spielen die Staphisagria- und Ignatia-Resonanzen die größte Rolle, wobei die Bedeutung von Staphisagria überwiegt. Du sollst so sein, wie ich mir dich vorstelle, andernfalls entziehe ich dir mein Wohlwollen! Hier kommt eine weitverbreitete, narzisstische Störung zum Ausdruck, die den vom Liebesentzug Bedrohten in den Staphisagria-Zustand treibt.

Ein anderes Beispiel: Ein Familienvater wird von seinem cholerischen Chef abfällig behandelt. Er muss tägliche Demütigungen ertragen. Der Vater gerät in die Staphisagria-Resonanz. Nach der Arbeit empfangen ihn seine Kinder, die sich freuen, dass der Papa nach Hause kommt. Sie wollen auf seinen Arm, sie wollen mit ihm spielen, sie wollen mit ihm herumtoben. Der angespannte Vater brüllt: „Könnt ihr mich nicht in Ruhe lassen, verdammt noch mal!" Seine Kinder weichen erschrocken zurück und weinen. Die Ehefrau ist empört: „Bist du verrückt, die Kinder so anzuschreien?" In den nächsten Tagen versucht seine Frau alles, um ihren Mann zu entlasten. Sie ermahnt ihre Kinder, den Papa beim Zeitunglesen und Fernsehen nicht zu stören. Aus Angst vor seinen Zornesausbrüchen „schluckt" die Frau die angespannte Gereiztheit ihres Mannes. Sie bemerkt zu ihrem Kummer, dass sie ihr eigenes zunehmendes Angespanntsein an den Kindern auslässt. Die Kinder streiten miteinander, ärgern sich, quengeln, nöhlen – es ist nicht mehr auszuhalten! In einer Wechselwirkung schaukeln sich die gereizten Stimmungen vom Vater, von der Mutter und den Kindern auf. Es ist unmöglich, dass sich ein Familienmitglied in der Stress-Resonanz befindet, ohne dass die anderen nicht früher oder später Stress-infiziert werden. Irgendwann explodiert auch die Mutter. Über die Wucht ihrer emotionalen Entladung ist der Ehemann nun erschreckt. Jetzt ist er es, der seine Frau zu beruhigen versucht. Er kümmert sich am Wochenende um die Kinder, spielt mit ihnen, obwohl er sich ausgelaugt fühlt. Er gibt sich alle Mühe, seine Frau zu schonen. Die Angst vor deren Gefühls-Explosionen hat sein Verhalten erzwungen. Seine eigene Staphisagria-Anspannung ist jetzt lediglich kaschiert. Die zunehmend häufiger auftretenden Anspannungen und emotionalen Entladungen werden immer unerträglicher. Ein entspanntes Familienleben gibt es nicht mehr. Wenn einer der Ehepartner dann aus der Beziehung ausbricht, tritt meist die Ignatia-Resonanz in Erscheinung: Einerseits will jeder aus der Druckpresse dieser Ehe heraus, andererseits soll aus Liebe zu den Kindern die Ehe gerettet werden – Ausweglosigkeit. Nun ist es die Ignatia-Resonanz, die sich in der Familie auszubreiten beginnt. Die Kinder spüren die Verzweiflung der Eltern und geraten ebenfalls in den Ignatia-Zustand.

Ein verzweifeltes Kind lebt seine Verzweiflung aus. Es weigert sich, z.B. die Hausaufgaben zu machen, stört in der Schule den Unterricht, indem es den Clown spielt. Der Lehrer ist mit seiner Pädagogik am Ende. Er weiß nicht mehr, wie er reagieren soll. Er will das Kind nicht von der Schule verweisen, kann jedoch die Störungen des Unterrichts nicht länger hinnehmen. Der Ignatia-Zustand hat sich auch auf ihn übertragen und spiegelt den Ignatia-Zustand des Kindes wieder. Das Kind drückt unbewusst aus: „Ich treibe euch alle – Eltern, Lehrer – in die Verzweiflung, weil ich selber verzweifelt bin." Die Schulprobleme der Kinder korrelieren mit der Ehekrise der Eltern.

Die Ignatia-Resonanz ist höchst virulent. Welche Arznei benötigen diese Bulimie-Patientin und ihr Vater? – Die Patientin machte sich auf den Weg zur Toilette, um sich zu erbrechen. Ihr Vater stellte sich ihr in den Weg: „Du gehst nicht zur Toilette! Du hörst sofort damit auf! Du isst uns den Kühlschrank leer. Ich kann das nicht mehr bezahlen." Er schüttelte seine Tochter.

Die Bulimie war durch einen emotionalen Konflikt ausgelöst worden, die Tochter hatte etwas „schlucken" müssen, was zum Kotzen war. Ihre Ignatia-Resonanz hatte die gesamte Familie erfasst. Der Vater war über die Erkrankung seiner Tochter verzweifelt und benötigte, wie diese, über Jahre Ignatia. Weil hier die Ignatia-Pathologie so tiefgreifend ist und diese Resonanz durch die häufigen Ess/Brech-Attacken permanent mobilisiert wird, ist mit einer schnellen Änderung des Zwangsverhaltens, auch mit Hochpotenzen, nicht zu rechnen. Jede Brech-Attacke löst einen neuen Ignatia-Sog aus. Für die Beurteilung der Therapie ist es hilfreich, wenn bei den Patienten gleichzeitig andere Symptome ins Auge gefasst werden können, z.B. etwaige Schlafstörungen, ein Kopfschmerz, Infekte, Hautausschläge usw. Eine gute Wirksamkeit von Ignatia, auch bei diesen Symptomen, würde dann das Vorliegen dieser Resonanz bestätigen und damit die Richtigkeit der Ignatia-Therapie. So lässt sich der Patient für die langwierige Therapie motivieren – er sieht ja, dass Ignatia immer wieder wirkt.

Wenn der Vater mit dem Argument, dass er ja nicht krank sei, eine eigene Behandlung verweigert, wird die Therapie problematisch, da die eigene ausgelebte Verzweiflung den Zustand seiner Tochter immer wieder verschlechtert.

Ein weiteres Beispiel dafür, wie sich die Ignatia-Resonanz ausbreitet. Anruf in meiner Praxis: Ein weinender Mann am Telefon. Er rief mich wegen seines Hundes an, der unter einem entsetzlichen Hautausschlag litt. Der von der Sozialhilfe lebende Mann hatte seine Ersparnisse bei den Tierärzten gelassen und keiner hatte seinem Hund helfen können. Ich sagte dem Mann, dass ich keine Erfahrung mit der Behandlung von Tieren hätte. Da der Mann ganz offensichtlich völlig verzweifelt war, schlug ich ihm vor, sich bei mir Ignatia-Globuli abzuholen, um wenigstens seinen eigenen psychischen Zustand zu stabilisieren.

Nach Beendigung des Telefongesprächs kam mir der Gedanke: Es ist eine häufige Erfahrung, dass ein Mensch, der sich in einer Ignatia-Resonanz befindet, dieselbe Resonanz bei seinen Mitmenschen auslöst. Warum sollten diese Übertragungen nicht auch zwischen Mensch und Tier stattfinden? – So gab ich dem Mann Ignatia und bat ihn, seinem Hund ebenfalls Ignatia zu geben. Zu meiner Freude war der Hautausschlag des Hundes nach wenigen Tagen verschwunden. Ich musste mich daraufhin häufiger Ansinnen erwehren, Tiere homöopathisch zu behandeln. – Der Erfolg der homöopathischen Behandlung bei dem Hund hatte sich unter den Hundebesitzern herumgesprochen.

Eine Resonanz kann sich auch in der Schwangerschaft von der Mutter auf ihr ungeborenes Kind übertragen.
Eine Patientin erzählte ihrem Freund freudestrahlend, dass sie schwanger sei. Der Freund war darüber aber gar nicht begeistert und verlangte eine Abtreibung, ansonsten würde er sich trennen. Die Frau befand sich für einige Zeit in einer ausweglosen Situation: Sie wollte nicht abtreiben, sie wollte aber auch ihren Freund nicht verlieren. Sie war verzweifelt. Schließlich entschied sie sich für ihr Baby.

Später hatte sie großen Kummer mit ihrem Baby. Der Säugling schrie aus unerklärlichen Gründen immer wieder, es war ein anfallsweises Schreien – tagelang.
Im Synthetischen Repertorium (Haug Verlag) sind in diesem Zusammenhang nur zwei Arzneien aufgeführt:
Schreien, anfallsweise: Ignatia zweiwertig, Lycopodium zweiwertig. In der Rubrik – Schreien bei Kindern: u.a. Ignatia zweiwertig.
Ignatia hatte dem Baby umgehend geholfen. Das anfallsweise Schreien hörte auf.
Auch ohne das Repertorium hätte man auf Ignatia kommen können. Die Mutter war während ihrer Schwangerschaft in einem tiefen Ignatia-Zustand gewesen. Ausnahmslos werden die ungeborenen Babys von den Resonanzen erfasst, in denen sich die

schwangeren Mütter befinden, und zeigen später eine erhöhte Disposition, in eben diese Resonanzen zu geraten.

Diese Mutter war offensichtlich verzweifelt. Stellen Sie sich vor: Ein ständig schreiendes Baby auf dem Arm und kein Kinderarzt kann helfen!

Das schreiende Kind trieb die Mutter immer wieder in die Ignatia-Resonanz.

Es ist gut, wenn das Baby möglichst früh diese Ignatia-Resonanz wieder los wird, denn – wie erwähnt – die „Ignatia-Gefahr" im späteren Leben ist umso größer, je öfter man sich in dieser Resonanz befunden hat (11. u.15. Kap.).

Die Ignatia-Resonanz bei Babys ist nicht so selten, da die sogenannten recht häufig vorkommenden Dreimonats-Koliken meist erfolgreich mit Ignatia therapiert werden können. (Chamomilla, Colocynthis und Lycopodium sind hier nur gelegentlich wirksam.)

Auch eine Aurum-Resonanz kann übertragen werden.

Ein 20-Jähriger musste über viele Jahre immer wieder wegen schwerwiegender Depressionen in psychiatrische Kliniken eingewiesen werden. Seit der homöopathischen Behandlung besserte sich sein Zustand. Es kam allerdings oft zu Rückfällen.

Seine Mutter: „Ich kann die Negativität, die er ausstrahlt, seine Selbstmordphantasien nicht mehr ertragen. Oft wünschte ich, ich wäre tot."

Die Mutter war nun selbst in den Aurum-Zustand geraten.

Die Berücksichtigung der Übertragungen der Resonanzen bedeutet eine Erleichterung für die Arzneimittelfindung. Da alle Familienmitglieder oft dieselbe Arznei benötigen, erhöht die Behandlung der gesamten Familie die Erfolgsaussichten der homöopathischen Therapie auch durch die Abmilderung der beschriebenen Übertragungen.

Eine ganz große Rolle spielen die beschriebenen Übertragungen bei der homöopathischen Therapie, weil sie sich auch zwischen Arzt und Patient abspielen können.

„Ich halte das Leid nicht mehr aus. Können sie mir nicht schneller helfen? Ich warte jetzt schon so lange auf Besserungen. Die Therapie fängt an, mich zu nerven." – Hier überträgt der Patient seinen Staphisagria-Druck auf den Therapeuten, der möglicherweise dadurch selbst eine unangenehme Bedrängnis empfindet. Die Wahrnehmung der eigenen Bedrängnis kann er für die Arzneifindung nutzen. Es wäre nicht gut, wenn der Therapeut sein eigenes Genervtsein am Patienten auslassen würde.

Auch kann ein Therapeut in eine für ihn ausweglose Lage kommen, wenn er z.B. die passende Arznei für den Patienten nicht findet. – In dieser Situation: Er will dem Patienten helfen, er kann ihm nicht helfen. Wenn er nun seine eigene „Verzweiflung" nicht verleugnet, sondern diese als vom Patienten übertragen erkennt, steht die richtige Arznei für den Augenblick fest: Der Patient benötigt Ignatia und der Therapeut möglicherweise auch. Erkennt der Therapeut seinen eigenen Ignatia-Zustand nicht, kann es sein, dass er versucht, der unangenehmen Situation zu entfliehen, indem er den Knoten durchschlägt, statt ihn zu lösen: „Bei Ihnen hilft die Homöopathie nicht. Sie müssen zur Schulmedizin zurückkehren."

Das Scheitern der Therapie liegt hier nicht in der Begrenztheit der Homöopathie, sondern in der des Homöopathen.

13. Kapitel

Das Herauskristallisieren eines Grundmusters an den Beispielen eines aggressiven Kindes, einer Colitis ulcerosa und einer Enuresis nocturna

Aggressives Kind

Ein zweijähriger Junge, ein wirklich „schwieriger" kleiner Patient. Er hatte die Tendenz zu schlagen, zu spucken und mit den Zähnen zu knirschen. Unruhig lief er in meiner Praxis hin und her, mit wilden Augen und rotem Gesicht. Als er seiner Mutter in den Arm biss, klappte ich mein Repertorium zu: Das Kind – eine wirkliche Tollkirsche – benötigte Belladonna.

- Zähneknirschen: Belladonna, dreiwertig
- Beißen, bei Kindern: Belladonna, vierwertig
- Schlagen: Belladonna, dreiwertig
- Gesichtsfarbe rot: Belladonna, dreiwertig
- Ruhelosigkeit: Belladonna, dreiwertig
- Wilder Blick: Belladonna, dreiwertig

Nach Gabe von Belladonna kam es immer wieder zu überzeugenden Besserungen.
Eines Tages half Belladonna nicht mehr. Es zeigten sich neue Symptome:

- Kopfschweiß nachts: Calcium carbonicum, dreiwertig
- Schweiß, nach leichter Anstrengung: Calcium carbonicum, dreiwertig
- Schwäche: Calcium carbonicum, dreiwertig

Der „aufgedrehte" Belladonna-Zustand hatte so viel Kraft gekostet, dass jetzt eine „Stärkungs-Arznei" eingesetzt werden musste – die nach Belladonna häufig notwendige Komplement-Arznei Calcium carbonicum (19. Kap.).
Für eine ganze Weile wechselte das Kind zwischen diesen beiden Arzneien hin und her.
Eines Tages halfen diese Arzneien nicht mehr. Es zeigten sich neue Symptome:

- Schnupfen, mit reichlichen Absonderungen: Natrium muriaticum, dreiwertig
- Absonderungen, weiß wie Eiweiß: Natrium muriaticum, dreiwertig
- Morgendliche Niesanfälle: Natrium muriaticum, zweiwertig

Ab jetzt half dem Kind durchgehend Natrium muriaticum.

Colitis ulcerosa
Patient mit Colitis ulcerosa (entzündliche Darmerkrankung). Da die Durchfälle nach einer Kränkung aufgetreten waren, Verordnung von Staphisagria. Durchfall nach Kränkung (das entspricht der Rubrik: Durchfall nach Enttäuschung) – (4. Kap.)

- Durchfall nach Enttäuschung: Aloe, einwertig; Bryonia, einwertig; Chamomilla, einwertig; Colocynthis, einwertig; Staphisagria, zweiwertig

In allen von mir behandelten Colitis ulcerosa-Fällen ließ sich als auslösende Ursache eine Kränkung nachweisen, so dass ich vermute, dass „Kränkung" für die Entstehung einer Colitis ulcerosa eine entscheidende – wenn nicht *die* entscheidende – Rolle spielt. Alle Fälle mussten mit Staphisagria begonnen werden, alle Fälle benötigten im späteren Verlauf des Öfteren Staphisagria, vor allem dann, wenn die Staphisagria-bedürftige Kränkungsbereitschaft des Patienten durch äußere psychische Belastungen erneut in Resonanz gesetzt worden war.

Nach einer Zeit von eindeutigen Besserungen zeigte Staphisagria keine Wirkung mehr, die Durchfälle verschlimmerten sich wieder.

Erneute Repertorisation:

- Der Stuhl war blutig: Colocynthis, dreiwertig (neben anderen Arzneien)
- Durchfall schleimig blutig: Colocynthis, zweiwertig
- Der Patient hatte anfallsweise Bauchmerzen. Auf den Bauch ausgeübter Druck besserte die Schmerzen: Colocynthis, dreiwertig
- Beim Bauchschmerz zog der Patient seine Beine an: Colocynthis, dreiwertig
- Eine Wärmflasche auf dem Bauch besserte die Beschwerden: Colocynthis, zweiwertig

Colocynthis half meinem Patienten für einige Zeit überzeugend. (Auf die Bedeutung von Colocynthis als Ergänzungsarznei von Staphisagria wurde in Kapitel 6 hingewiesen.)

Später zeigte nach der deutlichen positiven Wirkung von Colocynthis auch eine erhöhte Potenz keinerlei Wirkung mehr. Die Durchfälle flackerten wieder auf, allerdings waren Blut und Schleim nicht mehr nachweisbar. Da sich die anfallsweisen Bauchschmerzen durch Colocynthis nicht mehr beeinflussen ließen, konnte Colocynthis nicht mehr das richtige Mittel sein.

Neben anderen Arzneien findet sich in der Rubrik „Bauchschmerzen anfallsweise" Ignatia zweiwertig. Der Patient war über die erneut aufgetretenen Durchfälle und Bauchschmerzen ganz offensichtlich verzweifelt: „Oh Gott, jetzt geht das schon wieder los! Was soll ich nur tun?" Ignatia zeigte für eine geraume Zeit eine sehr gute Wirkung, bis auch diese Arznei wieder ausgereizt war.

Jetzt herrschten folgende Symptome vor: Dünner Stuhl, nicht erfrischender Schlaf, morgens fühlte der Patient sich wie „gerädert", Verlangen nach kalten Getränken, insgesamt große Mattigkeit und Müdigkeit, Konzentrationsschwäche. Welche Arznei? – Acidum phosphoricum (11. Kap.) zeigte einen überzeugenden Erfolg.

Nachdem Acidum phosphoricum seine Pflicht erfüllt hatte, benötigte der Patient für einen längeren Zeitraum erneut Staphisagria, bis sich heftige Durchfälle durch Staphisagria nicht mehr beeinflussen ließen. Da die Stuhlentleerung mit großer Gewalt erfolgte, griff ich zu Podophyllum, welches in der entsprechenden Rubrik hochwertig vertreten ist – ohne Erfolg. In dieser Rubrik ist eine weitere Arznei höchstwertig angegeben: Natrium muriaticum. Natrium muriaticum brachte jetzt einen nachhaltigen Erfolg – einen Erfolg, den ich eigentlich nicht erwartet hatte.

Seinerzeit hatte ich bei er Behandlung der Colitis ulcerosa stets auf Arzneien zurückgegriffen, die eine Diarrhoe als Folge von einer psychischen Belastung beinhalten – hatte die Rubriken: Diarrhoe nach Enttäuschung – Diarrhoe durch Erregung – zugrunde gelegt. In diesen Rubriken ist Natrium muriaticum nicht enthalten.

Der Patient wechselte später kurzzeitig wieder in Staphisagria- und Ignatia-Resonanzen, kehrte jedoch immer häufiger zu Natrium muriaticum zurück. Blutige Durchfälle traten nicht mehr auf. Die kränkungsinduzierten Resonanzen waren zunehmend abgetragen. Viele Colitis ulcerosa-Fälle konnten mit Einsatz von Staphisagria, Colocynthis, Ignatia, Acidum phosphoricum und Natrium muriaticum geheilt werden.

Enuresis nocturna

Patientin, sieben Jahre alt, bisher unauffällige Entwicklung. Seit die Eltern sich getrennt hatten, trat das Bettnässen auf. In der entsprechenden Rubrik sind unter anderem Causticum und Natrium muriaticum dreiwertig aufgeführt. Beide „Bettnässerarzneien" zeigten bei Therapiebeginn nicht die Wirkung, die man nach der Repertorisation hätte erwarten können.

Das Kind hatte die Scheidung der Eltern „schlucken" müssen und war deshalb in den Staphisagria- und danach in den Ignatia-Zustand gekommen. In der pathogenetischen Kausalkette steht das „Schluckenmüssen" – die Unterdrückung der Gefühle – also die Staphisagria-Resonanz meist am Anfang. Heute weiß ich, dass Staphisagria die Arznei ist, mit der die Therapie der Enuresis nocturna in der Regel zu beginnen hat. Die Bedeutung von Staphisagria bei der Therapie des Bettnässens war mir seinerzeit nicht bewusst, zumal Staphisagria im Repertorium in der entsprechenden Rubrik nur einwertig angegeben ist. Es war das Verhalten des Kindes, das mich auf Staphisagria gebracht hatte: ständiges Beleidigtsein, Wutausbrüche. Die gute Wirkung der Arznei ließ die Mutter aufatmen. Das nasse Bettzeug musste nicht mehr ständig gewechselt werden, die Waschmaschine lief nicht mehr jeden Tag. Keine Versuche mehr, das Kind zum rechtzeitigen Pipimachen zu ermahnen, kein nächtliches Auf-den-Topf-Setzen.

Eines Tages: Staphisagria half nicht mehr – auch nicht eine erhöhte Potenz. Zu diesem Zeitpunkt neigte das Kind dazu, seine Mutter mit Launenhaftigkeit (Ignatia zweiwertig) in den Wahnsinn zu treiben: Bonbons ja – nein, doch nicht, lieber Schokolade – nein, doch lieber Kaugummi – nein, lieber Eis – Eis gelutscht – Geschrei – ich hätte lieber Bonbons gehabt. Die Mutter konnte es ihrem Kind nicht recht machen. Ignatia half nun für eine ganze Weile, dann wieder Staphisagria. Als sich das Kind widerborstig jedem und allem widersetzte, das letzte Wort haben musste und stets in Opposition ging, half erstmalig Causticum.

Nach einiger Zeit half Causticum nicht mehr. Wenn nicht eine Aphthe auf dem Zahnfleisch aufgetreten wäre, wäre ich vielleicht nicht auf den richtigen Gedanken gekommen. (Aphthe am Zahnfleisch – Natrium muriaticum dreiwertig.) Auch psychisch schien es zu passen, denn das Kind war seinerzeit seelisch relativ ausgeglichen. Jetzt wirkte Natrium muriaticum. Das Kind wechselte mehrfach die Arzneien, doch Natrium muriaticum setzte sich immer mehr durch. Die Gabe von Staphisagria, Ignatia und Causticum war seltener notwendig.

Nahezu allen Bettnässern konnte mit den genannten Arzneien, die konsequent den Stimmungslagen und Symptomen angepasst werden mussten, geholfen werden.

Erinnern Sie sich an das Kind, das wegen seines zwanghaften Onanierens erfolgreich mit Hyoscyamus behandelt worden war? (3. Kap.) Dieses Kind wurde mir, nachdem ich es lange nicht gesehen hatte, mit einem Herpes labialis (Natrium muriaticum, dreiwertig) in die Praxis gebracht, und da ich gleichzeitig eine Landkartenzunge (Natrium muriaticum, dreiwertig) feststellte, fiel die Entscheidung schnell auf Natrium muriaticum. Diese Arznei benötigte das Kind fortan am häufigsten. Hyoscyamus habe ich nicht mehr anwenden müssen.

Erinnern Sie sich auch an meine Patientin mit dem Ekzem um die Augen? (6. Kap.) Dieser Patientin hatten Staphisagria, Ignatia und Causticum geholfen. Nach längerer Zeit stellte sie sich erneut in meiner Praxis vor: Hautausschläge um die Augen bestanden nicht mehr. Es zeigte sich ein anderes Bild: Die Hautausschläge befanden sich jetzt auf den Lidern (Natrium muriaticum zweiwertig). Zudem bestand ein juckender Hautausschlag in der Augenbrauengegend (Natrium muriaticum dreiwertig). Natrium muriaticum hatte nun erstmalig geholfen.
Dem Scheidungskind mit der leidvollen Neurodermitis (10. Kap.), bei dem Ignatia gut gewirkt hatte, musste – wie beschrieben – später Natrium muriaticum verordnet werden. Natrium muriaticum hatte schließlich die endgültige Heilung gebracht.
Der Patient mit den chronischen Durchfällen, bei dem ich erst-

malig Höchstpotenzen eingesetzt hatte (5. Kap.), benötigte später gleichfalls Natrium muriaticum.

Ich habe einige Lungenentzündungen homöopathisch behandelt. Da in den von mir behandelten Fällen stets Röntgenbilder vorgelegen haben, war die Arzneifindung erleichtert, da im Repertorium bei Lungenentzündung zwischen den Entzündungen im linken und im rechten Ober- und Unterlappen differenziert wird. Im linken Unterlappen ist z.B. Natrium sulfuricum zweiwertig angegeben und in Kombination mit anderen Rubriken ließ sich die Arznei in einem Fall schnell bestätigen. Im Bereich des rechten Oberlappens ist nur Calcium carbonicum und dies dreiwertig angegeben. Calcium carbonicum hat eine massive Besserung gebracht Auch andere Mittel wie z.B. Phosphorus und Mercurius solubilis haben gut geholfen.

Bemerkenswert war aber, dass in allen Behandlungsfällen zu einem späteren Zeitpunkt Natrium muriaticum gegeben werden musste, welches in der Rubrik Lungenentzündung – einer sehr großen Rubrik mit vielen Arzneien – immerhin zweiwertig angegeben ist. Es ließ sich bei vielen Therapien beobachten, dass nach Einsatz von durch die Repertorisation diktierten Akutmitteln bei akuten Krankheiten später immer wieder Natrium muriaticum-Symptome auftraten.
Bei vielen chronischen Krankheiten hatte ich nach Abtragen von Staphisagria- und Ignatia-Resonanzen ohnehin das häufige Auftreten der Natrium muriaticum-Resonanz beobachtet.

Die hier beschriebenen Fälle sind exemplarisch. Zusammen mit meinen Assistenzärzten habe ich viele Tausend Patienten behandelt. Auf der Grundlage dieser Erfahrung ist festzustellen:

Die Arznei, die nach Einsatz von Hochpotenzen bei nahezu allen Patienten ins Blickfeld kommt, ist Natrium muriaticum.

Wie war das zu interpretieren, dass so viele Patienten – vor allem nach längerer Behandlung – zu Natrium muriaticum wechselten? – Ich konnte seinerzeit diese Frage nicht beantworten.

Auch etwas anderes beschäftigte mich: Die in meiner Praxis am häufigsten benötigten Arzneien waren Natrium muriaticum, Staphisagria, Ignatia, Causticum und Acidum phosphoricum. Wie kann es sein, dass sich so viele unterschiedliche Menschen auf so wenige Mittel reduzieren lassen? – Wieso wurde z.B. der Zustand der von mir behandelten hyperaktiven Kinder mit den genannten Arzneien gebessert und warum kamen Chamomilla, Cuprum metallicum, Kalium phosphoricum, Tarantula, Valeriana und andere nie in Betracht?

Wieso gab es in meiner Praxis so wenig Lycopodium-, Pulsatilla-, Tuberculinum-, Kalium carbonicum-, Sulfur-, Phosphorus-, Nux vomica-Fälle? Ich fragte mich, ob mein Blickfeld eingeengt sei und zweifelte an der eigenen Wahrnehmung. Letztlich ermutigten mich jedoch die therapeutischen Erfolge und der Austausch mit meinen Assistenzärzten. Wir waren ständig bemüht, unsere Diagnostik und Therapien gegenseitig zu überprüfen.

Was auffiel: Je länger meine chronisch kranken Patienten mit Hochpotenzen behandelt worden waren, desto häufiger manifestierte sich die Natrium muriaticum-Resonanz. Ohne den Einsatz von Hochpotenzen und ohne die Behandlung der großen Zahl von Patienten wäre diese Erfahrung nicht möglich gewesen. Nahezu alle Patienten benötigen während der Therapie zu einem früheren oder späteren Zeitpunkt Natrium muriaticum.

Welche Bedeutung hat Natrium muriaticum?

14. Kapitel

Die überragende Bedeutung von Natrium muriaticum

Stichwortartig die Charakterisierung einiger weniger Konstitutionsmittel, wie sie in der homöopathischen Literatur beschrieben werden:

Acidum nitricum-Menschen gelten als: Angstneurotiker, Nihilisten, Typen, die zu Prostituierten gehen.

Arsenicum album-Menschen seien Menschen voller innerer Unsicherheit, mit zwanghaftem Ordnungssinn, ruhelos und geizig.

Dulcamara-Menschen seien dominierend und besitzergreifend.

Kalium bichromicum-Menschen gelten als verschlossen, zurückhaltend und überaus korrekt,

Kalium carbonicum-Menschen als dogmatisch, unbeugsam und starr,

Medorrhinum-Menschen im Extremzustand als aggressiv, gewalttätig.

Wieso fanden sich keine Patienten mit derartigen Konstitutionsmitteln in meiner Praxis? – Möglicherweise hat meine Art des Patientenumgangs ein bestimmtes Klientel angesprochen, so dass eine Selektion stattgefunden hat. Aber auch auf Patienten mit den Konstitutionsmitteln Pulsatilla, Silicea, Sulfur und Phosphor hatte ich geradezu sehnsüchtig gewartet. Immer wieder dominierten die Arzneimittel Staphisagria, Ignatia und Natrium muriaticum. Natürlich wurden auch eine Vielzahl anderer Mittel eingesetzt, bei Patienten mit Ängsten – Phosphorus, Arsenicum album u.a., bei Trägheit des Organismus Carbo vegetabilis, bei ehrgeizigen, arbeitswütigen Manager-Typen – Nux vomica, um nur einige wenige Beispiele zu nennen. Keiner der Patienten konnte jedoch auf ein derartiges Arzneimittel als sein Konstitutionsmittel für immer unverrückbar festgelegt werden. Diese Arzneien waren stets nur für eine gewisse Zeit nötig und wirksam, so dass wir andernorts geäußerte Meinungen, dass es viele konstitutionelle *Grundtypen* gäbe, nicht bestätigen können.

Über viele Jahre beschäftigte mich eine Ahnung, die sich mir durch meine tägliche Arbeit aufgedrängt hatte, die mich andererseits irritierte. Ich schreckte vor einer heranreifenden Erkenntnis zurück, zweifelte an meiner Wahrnehmung. Das ist doch unglaublich! Das kann doch nicht wahr sein! Viele Jahre brütete ich darüber nach, wie meine Erfahrungen zu interpretieren seien.

Eines Tages gab es für mich keinen Zweifel mehr. In einem Gespräch mit einem Verleger homöopathischer Bücher wagte ich es erstmalig auszusprechen: „Natrium muriaticum ist die zentrale Grundarznei eines jeden Menschen. Natrium muriaticum ist das *eigentliche* Konstitutionsmittel eines jeden Menschen." Ich hatte eine ablehnende Reaktion des Verlegers erwartet. Es kam anders. „Endlich!", sagte der Verleger. „Endlich wagt es jemand auszusprechen. Meine Frau hat einen homöopathischen Arbeitskreis und die behandelnden Homöopathen berichten immer wieder irritiert, wie oft Natrium muriaticum gegeben werden müsse." Ich wiederholte: „Natrium muriaticum ist nicht nur ein *häufiges* Mittel."

> **„Natrium muriaticum ist das zentrale Grundmittel eines jeden Menschen!"**

Über viele Jahre hatte ich mit dem Begriff des Konstitutionsmittels gerungen. Einmal hatte es umfassend bei nahezu allen Beschwerden gewirkt, ein anderes Mal nur partiell. Einmal hatte es bei akuten Krankheiten gewirkt, ein anderes Mal nicht (3. Kap.). Und dann versagte das Konstitutionsmittel, welches zuvor überzeugend bei konstitutionellen Beschwerden geholfen hatte, um nach Einsatz eines anderen Mittels dann doch wieder zu wirken.

104

Zwischendurch hatte mich immer wieder die Frage beschäftigt, welches das *eigentliche* Konstitutionsmittel eines jeden Patienten sei. Das Problem war nunmehr gelöst.

Die Entdeckung der zentralen Bedeutung von Natrium muriaticum erhöht die therapeutischen Erfolge signifikant. Bei vielen Therapien hilft nach Einsatz anderer Mittel dann doch immer wieder Natrium muriaticum.

Ich habe keine Einwände, wenn ein für lange Zeit umfassend wirkendes Mittel als *zeitweiliges* Konstitutionsmittel bezeichnet wird. Es ist jedoch falsch, einem Patienten zu sagen: Du bist und bleibst Phosphorus, du bist und bleibst Causticum usw. Die regelmäßige Erfahrung, dass sich früher oder später bei nahezu allen homöopathischen Behandlungen die Natrium muriaticum-Resonanz einstellt, spricht gegen die Annahme verschiedener, gleichwertiger archetypischer Grundkonstitutionen.

Hören Sie sich einmal in Ihrem Bekanntenkreis um und fragen Sie: „Haben Sie bei sich selbst schon einmal „tränende Augen im Wind" beobachtet? – Kennen Sie das Symptom „Schlaflosigkeit durch Kummer" – das Symptom „Reizbarkeit vor der Menses" – verzögerter Stuhlgang in den ersten Tagen bei einer Reise (eigene Beobachtung) – Sind Sie ein *mitfühlender* Mensch, den das Leid anderer Menschen berührt?" – Die Mehrzahl Ihrer Bekannten wird viele dieser Fragen bejahen und damit Natrium muriaticum-Symptome bestätigen. Wenn „anfallsweises Niesen morgens", „Heuschnupfen", eine „Landkartenzunge", „Stuhl krümelig wie Schafskot", „Verlangen nach Salz", „wiederkehrender Herpes", „Risse in den Lippen" hinzukommen, wären das weitere Hinweise für Natrium muriaticum. Dies ist hier nur eine kleine Auswahl aus vielen möglichen Natrium muriaticum-Symptomen. Das Fehlen des einen oder anderen Symptoms schließt diese Arznei nicht aus. Drei bis vier der angegebenen Kennzeichen wären schon sehr deutliche Hinweise für die Natrium muriaticum-Resonanz. Natrium muriaticum überragt andere Arzneien, die sich ebenfalls in den angegebenen Rubriken finden, deutlich.

Wie ist es möglich, dass jedem Menschen im Kern dasselbe Grundmuster zugrunde liegt, wo die Menschen doch offensichtlich so unterschiedlich sind? Wo bleibt dabei das Individuelle?

Wenn man verschiedene Therapeuten befragt, welche Mittel sie hauptsächlich bei ihren Patienten einsetzen, so ist es erstaunlich, mit wie wenigen Mitteln die meisten Therapeuten arbeiten. Meist sind es Nux vomica, Calcium carbonicum, Sulfur, Phosphor, Sepia, Pulsatilla, Silicea, Kalium carbonicum und einige wenige andere. Auch hier könnte man schon erstaunt sein, dass sich die Behandlung vieler Individuen auf relativ wenige Mittel reduziert. Man könnte stutzig werden und nach dem für die Homöopathie typischen Ansatz der individuellen Arznei fragen.

Alle mir bekannten Therapeuten sprechen allerdings bei ihren Behandlungen Natrium muriaticum eine führende Rolle zu. So weit liegen wir also gar nicht auseinander. Wenn man Patienten betrachtet, denen Natrium muriaticum geholfen hat, findet man auch hier große individuelle Unterschiede bei psychischen und körperlichen Symptomen. Der eine ist mitfühlender als der andere. Der eine ist mehr, der andere weniger introvertiert. Einer kann Trost nicht vertragen, ein anderer hat kein Problem, wenn er getröstet wird Die körperlichen Natrium muriaticum-Symptome können fehlen oder sind unterschiedlich ausgeprägt. Allein darin zeigt sich eine große Individualität. Zudem ist die Natrium muriaticum-Resonanz meist von Staphisagria, Ignatia und anderen Schichten wie von Zwiebelschalen überlagert, so dass auch hier eine große Vielfalt von unterschiedlichen Symptomen in Erscheinung tritt. Die Natrium muriaticum-Resonanz kommt erst nach Abtragung dieser Schichten durch Hochpotenzen zum Vorschein. Es gibt kaum einen Menschen, der sich permanent, während seines ganzen Lebens, unveränderlich in der Natrium muriaticum-Resonanz befindet. Das wäre eine seltene Rarität.

Je mehr ein Mensch in seinem Leben unterdrückt worden ist, desto „dicker" ist die Zwiebelschale von Staphisagria, je mehr Ausweglosigkeiten er hat mitmachen müssen, desto „dicker" die „Ignatia-Zwiebelschale". Die Schwere einer durchgemachten Staphisagria- und Ignatia-Schädigung bestimmt die Wahrscheinlichkeit, Anspannungen und Ausweglosigkeiten zu wiederholen (11. Kap.). Die individuelle Disposition insbesondere Staphisagria- und Ignatia-Zustände zu entwickeln, könnte man als die wesentlichen Miasmen bezeichnen (19. Kap.). Hierin und in der Überlagerung durch weitere Resonanzen (z.B. Causticum, Aurum, Nux vomica, Colocynthis, Anacardium u.a.) präsentiert sich eine schier unerschöpfliche Individualität. *Der einzelne Mensch manifestiert demnach im Kern eine Natrium muriaticum-Resonanz plus einer meist mehr oder weniger großen Anzahl, individuell unterschiedlicher anderer Resonanzebenen.*
Wie bereits ausgeführt, sind es vornehmlich Unterdrückungen, das Nicht-selbst-sein-Dürfen, welches den ersten Schritt aus der ursprünglichen Natrium muriaticum-Resonanz auslöst - hin zu Staphisagria und Ignatia. Je mehr Zwiebelschalen ein Mensch aufweist und je schneller er die Resonanzebenen wechselt, desto schlechter ist seine Konstitution und desto schwieriger verläuft eine Therapie, desto schlechter die Heilungsprognose. Wenn das Leben von *anhaltenden* Unterdrückungen geprägt bleibt, hilft einem Patienten immer wieder ausschließlich Staphisagria. Die Natrium muriaticum-Resonanz bleibt dann verborgen. So kann es zu der fälschlichen Annahme kommen, dass Staphisagria ein *primäres* Konstitutionsmittel sei – es wirkt ja immer.

Ist sich ein Therapeut, der einem Patienten sagt: „Du warst Staphisagria, du bist Staphisagria, du bleibst Staphisagria" im Klaren darüber, was für eine schwerwiegende Aussage er damit macht? Schauen wir uns dazu die Rubrik „Verlangen zu töten" im Synthetischen Repertorium (Haug Verlag) an. Hier findet sich unter vielen anderen Arzneien auch Staphisagria. Wenn man einen Menschen auf ein Mittel dieser Rubrik festlegt – so sagt man damit aus, dass bei diesem Menschen das archetypische Muster des „Verlangens zu töten" unveränderlich angelegt ist. – Man redet damit einer „angeborenen" Destruktivität das Wort und erklärt – so ganz im Vorübergehen – menschliche Destruktivität und Aggressivität zu einem Grundmuster.

Natrium muriaticum findet sich in der Rubrik „Verlangen zu töten" nicht. Der Natrium muriaticum-Mensch ist ausgesprochen friedlich. Die Erkenntnis, dass Natrium muriaticum die Grundresonanz eines jeden Menschen ist, bedeutet, dass es eine *ursprüngliche* Destruktivität nicht gibt. Diese entsteht erst durch den Sprung in die Staphisagria-Resonanz (16. Kap.). Wenn in einigen Repertorien Natrium muriaticum in den Rubriken „Hass", „Rache und Hass", „Zorn", „Jähzorn", „boshaft" und „hinterlistig" mit zum Teil höchsten Wertigkeiten angegeben wird, so liegt die Vermutung nahe, dass die beschriebenen Eigenschaften falsch zugeordnet worden sind. Der Patient muss sich beim in Erscheinungtreten dieser Eigenschaften in einer anderen Resonanz befunden haben. In der Natrium muriaticum-Resonanz gibt es nämlich keinen Zorn, keine Boshaftigkeit, keinen Hass und keine Hinterlist. – Wie kann man das nachweisen? Wenn einem Patienten zunächst Natrium muriaticum eindeutig geholfen hat, z.B. beim Heuschnupfen oder anderen konstitutionellen Symptomen, würde diesem Patienten in einer Hass- oder Zornesphase Natrium muriaticum bei seinem Heuschnupfen nicht mehr helfen, sondern meist eine der Arzneien, die oben als häufige „Zwiebelschalen" angegeben worden sind.

Wenn die unterschiedlichen Konstitutionsmittel fixiert wären, würde das beinhalten: Aus der angespannten Gespaltenheit des Staphisagria- oder Anacardium-Zustandes gäbe es kein Entrinnen, ebenso wenig aus der „Verzweiflung" von Ignatia. Demnach wäre ein Phosphorus-Typ für immer auf Ängste, ein Aurum-Typ für immer auf eine Neigung zum Selbstmord festgelegt.

Der bekannte Homöopath Alfons Geukens schreibt in „Homöopathie aktuell" (Ausgabe Nr. 1/ 2010), „ *... dass es in einer chro-*

nischen Krankheit nur ein Mittel gibt, das heilt". An anderer Stelle: *„Wir können es auch das ‚genetische' Mittel nennen."* Dies entspricht nicht meinen Erfahrungen. Wie dargelegt, kommt es bei chronischen Krankheiten sehr oft zu Resonanzänderungen, die verschiedene homöopathische Heilungsmittel erforderlich machen. Dass quasi ein „genetisches" Mittel fixiert sei, dem wird auch von anderer Seite inzwischen deutlich widersprochen. Der Biologe und Biochemiker Jörg Blech weist im Spiegel (Nr. 32/09.08.10) nach, dass Umwelteinflüsse Erbanlagen verändern. Zitat:

„Die Gene steuern uns – aber auch wir steuern die Gene durch unseren Lebensstil ... Äußere Einflüsse können Gene chemisch verändern und sie auf diese Weise an- und ausschalten. Körperliche Aktivität, aber auch zwischenmenschliche Beziehungen und soziale Faktoren prägen das Erbgut ... Die Gene sind kein Schicksal, sondern wunderbar wandelbar. Ständiger Stress, aber auch Drogen und Umweltgifte hinterlassen Spuren im Erbgut ... Menschen, die besonders viele Schicksalsschläge einstecken müssen, haben ein erhöhtes Risiko an Depressionen zu erkranken – eine angeborene Verwundbarkeit dafür gibt es nicht. Traumatische Erlebnisse können das Erbgut chemisch verändern."

Sind Blechs Erkenntnisse nicht vollständig übertragbar auf die homöopathischen Erkenntnisse, die bei der Veränderung der Resonanzlagen beschrieben worden sind? Kann es z.B. sein, dass durch ständige emotionale Unterdrückungen eine genetische Veränderung in Richtung auf Staphisagria stattfindet?

Man hat dann tatsächlich den Eindruck, dass ein Staphisagria-Mensch „genetisch" einer anderen Steuerung unterliegt.

Die Ansicht, dass Gene starre Gebilde seien, die auf soziale Reize nicht reagieren können, muss demnach genauso als überholt angesehen werden, wie die Ansicht von einer Unveränderbarkeit des Konstitutionsmittels eines Menschen.

Wenn man pathologische Resonanzen mit Hochpotenzen abträgt, wird man sehen, dass sich diese Resonanzen auflösen lassen. Ungünstige äußere Bedingungen führen allerdings zum Wiederauftreten dieser Resonanzen. Es ist das therapeutische Ziel, den Patienten möglichst von den Natrium muriaticum-fremden Resonanzen zu befreien, denn im Hintergrund herrscht – wie schon mehrfach beschrieben – immer Natrium muriaticum. Hier hat der Mensch sein bestes Gesundheitsniveau, was nicht bedeutet, dass man innerhalb dieser Resonanz nicht erkranken kann. Leider gibt es – wie gesagt – nur wenige Menschen, die sich ständig in der Natrium muriaticum-Resonanz befinden. Offensichtlich finden genetische Veränderungen stets bei einem Wechsel der Resonanzlagen statt, egal, ob sie von Natrium muriaticum weg- oder zu Natrium muriaticum hinführen.

Die beschriebenen biochemischen Erkenntnisse unterstützen überdeutlich die Erfahrung der Homöopathie, dass negative Einflüsse, wie z.B. Stress, die Konstitution eines Menschen hin zu Staphisagria, Ignatia und gegebenenfalls weiteren pathologischeren Resonanzebenen verschieben.

Im folgenden Beispiel werden die einzelnen Repertorisationsschritte nicht detailliert beschrieben. Es kommt lediglich darauf an, einen typischen Wechsel von Resonanzen darzulegen und dabei die zentrale Bedeutung von Natrium muriaticum exemplarisch darzulegen.
Ein Patient klagt über seit Langem bestehende Hautausschläge um den Anus.

Repertorium:
Hautausschläge um den Anus: – *Agar.,* Am-c., Am-m., Ant-c., Ars., Berb., *Calc.*, Carb-an, Carb-v., Carb-s., *Caust.*, *Graph.*, *Heg.*, Ign., Kali-c., *Lyc.*, Med., Merc., **Nat-m.,** *Nat-c.,* **Nit-ac.,** Petr., Sep., *Staph.*, *Sulf.*, Thuj.

-juckend: Ars., Cinnb., *Lyc.*, **Petr.,** Staph., Sulf., – Ignatia muss aus meiner Sicht hochwertig nachgetragen werden.

110

Beispielhafter Therapieverlauf:

1. Patient ist genervt – *Staphisagria* bessert den Juckreiz und die Hautausschläge – dann keine weitere Besserung – Erhöhung der Potenz – keine Besserung.
2. Der Juckreiz macht den Patienten „wahnsinnig" – *Ignatia* hilft – dann keine weitere Besserung – erhöhte Potenz hilft – dann keine weitere Besserung.
3. Patient ist wieder genervt – *Staphisagria* hilft – dann keine weitere Besserung – erhöhte Potenz hilft nicht.
4. Patient weiß nicht, ob er die Therapie fortsetzen soll (Ausweglosigkeit) – *Ignatia* hilft.
5. Patient steht kurz davor, die Therapie abzubrechen – *Causticum* hilft eine gewisse Zeit – dann hilft *Causticum* nicht mehr.
6. Patient ist relativ gleichmütig – *Natrium muriaticum* hilft nur kurz.
7. Patient ist wieder genervt – *Staphisagria* hilft – nach einiger Zeit dann nicht mehr.
8. Verschlechterung des Hautausschlages mit Zunahme des Juckreizes. – *Sulfur* hilft für kurze Zeit hinsichtlich des Juckreizes. Es ist aber die falsche Arznei gewesen und muss schnell wieder verlassen werden, da sich unter Sulfur der Schlaf eindeutig verschlechtert hat.
9. Ein neu auftretendes körperliches Symptom, ein Herpes labialis, weist auf *Natrium muriaticum* hin – *Natrium muriaticum* hilft beim Herpes und beim Analekzem deutlich und überzeugend.

Während einer Therapie muss es insgesamt zu einer progredienten Besserung kommen. Je häufiger die Resonanz von Natrium muriaticum in Erscheinung tritt, desto besser ist der Heilungsverlauf. Der beschriebene Wechsel der Resonanzen am Beispiel des Analekzems ist exemplarisch und muss bei der Behandlung vieler chronischer Krankheiten berücksichtigt werden, so z.B. bei einer

Neurodermitis, einer Allergie, einer Psoriasis, einem Tinnitus, einer Migräne.

Wer die zentrale Bedeutung von Natrium muriaticum nicht kennt, läuft Gefahr, auf eine spätere Wiederholung der Arznei zu verzichten, wenn sie nach anfänglichem Erfolg nicht mehr wirkt.

Einige Homöopathen reagierten auf die Veröffentlichung der beschriebenen Erkenntnisse mit unverhohlener Empörung, zum Teil mit Wut.

„Zuerst wollen Sie uns glauben machen, dass die meisten chronischen Krankheiten mit Phasen von unterdrückter Wut – Staphisagria und Verzweiflung – Ignatia einhergehen. Und jetzt sagen Sie, dass die Grundarznei eines jeden Menschen Natrium muriaticum sei. Kann es sein, dass Sie nur diese 3 Mittel kennen?"

„Ich kann Ihre polemische Frage verstehen. Meine Thesen erscheinen auf den ersten Blick revolutionär. Ich weise hier lediglich auf die Dominanz von Staphisagria, Ignatia und Natrium muriaticum bei den Heilungsprozessen chronischer Krankheiten hin. Ich frage Sie: Was geben Sie einem Patienten, der massiv am Kopf schwitzt, auch während des Schlafes, geschwollene Halslymphknoten hat und massives Verlangen nach Eiern?"

„Dies sind Calcium carbonicum-Symptome. Ich gebe dem Patienten Calcium carbonicum."

„Ich auch.

Welche Arznei bekommt von Ihnen ein Kind, welches Zahnungsbeschwerden hat, die Finger in den Mund steckt, schlecht gelaunt ist und dem es beim Getragenwerden besser geht?"

„Dies sind Chamomilla-Symptome. Das Kind bekommt Chamomilla."

„Von mir auch.

Welche Arznei geben Sie, wenn sich Krusten in der Nase befinden, die beim Ablösen schmerzhafte, rohe Stellen hinterlassen und die sich schnell wieder bilden?"

„Kalium bichromicum."

„Sehen Sie, ich auch.

Was geben Sie einer Patientin, die sich so charakterisiert: Ich weine schnell, habe Abneigung gegen Sex, habe eine Putzwut vor der Periode, bin oft hart und sarkastisch, alle meine Ausscheidungen sind übelriechend, friere ständig und habe das Gefühl eines Fremdkörpers im Rektum."

„Sie beschreiben Sepia-Symptome."

„Richtig, die Patientin bekommt von mir Sepia. Was unterscheidet „Ihre" Homöopathie von „meiner"? Im Grunde nichts. Ich verordne die Arzneien, genau wie Sie nach den Kriterien der Kausalität (4. Kap.) und der Gesamtheit der vorliegenden Symptome. Ich verordne also nicht unentwegt kritiklos Staphisagria, Ignatia oder Natrium muriaticum, sondern selbstverständlich nur dann, wenn entsprechende Symptome vorliegen. Sie müssen nichts glauben, sondern können sich durch eigene Erfahrung davon überzeugen, dass meist „genervt" – Staphisagria- und „verzweifelt" – Ignatia-gelitten wird und dass nach Abtragen dieser Resonanzen zunehmend Natrium muriaticum-Symptome in Erscheinung treten. Was ich allerdings nicht tue: Ich sage der Patientin nicht, dass ihr unveränderliches Konstitutionsmittel Sepia ist."

„Wenn Sie recht haben, würde das bedeuten, dass Homöopathen, die mit anderen Mitteln arbeiten, durchweg keine Erfolge haben."

„So einfach ist das nicht. Wie Sie wissen, decken insbesondere Polychreste (Kap.19) eine Fülle von Symptomen ab. Sie können mit diesen Arzneien, und auch mit kleinen Arzneien, durchaus Erfolge haben – aus meiner Sicht allerdings nur Teilerfolge."

„Was Sie sagen, ist mir zu simpel, das kann nicht wahr sein."

„Es kann offensichtlich nicht wahr sein, weil es nicht wahr sein darf."

„Und warum darf es nicht wahr sein?"

Weil einige Homöopathen die beschriebenen Erkenntnisse als persönliche Kränkung erleben und diese – auch wenn es die Wahrheit kostet – mit Händen und Füssen abwehren. Ein Eingeständnis der Richtigkeit der beschriebenen Aussagen würde gleichzeitig das Eingeständnis bedeuten, dass man möglicherweise jahrzehntelang nicht die optimalen Mittel verordnet hat. Es ist auch keine Kleinigkeit, seine eigene jahrelange, liebevolle und mühsame Arbeit in Frage zu stellen. Da führt man stundenlange Gespräche mit den Patienten, um die richtige Arznei zu finden, repertorisiert sorgsam, besucht Fortbildungskurse, kauft sich möglicherweise ein Arzneifindungscomputerprogramm und nun kommt einer und sagt: „Die meisten Therapien werden von drei oder vier Mitteln beherrscht."

Wie viel Mut gehört dazu, gegebenenfalls einem Patienten, der einem vertraut hat, zu sagen: „Die Arznei, die ich Ihnen als Ihr Konstitutionsmittel vorgestellt habe, ist nicht Ihr Konstitutionsmittel. Ich muss mich hier korrigieren."

Wie weh das tut, wenn man seine eigene redliche Arbeit in Frage stellen muss, habe ich am eigenen Leib erfahren müssen. Ich sehe die Asthma-Patientin, die ich zu meiner Zeit als „reiner" Schulmediziner behandelt habe, noch vor mir. Eingerissene, trockene Lippen, Risse in den Fingerkuppen, Hautausschläge am Haaransatz, ständig tränende Augen, rezidivierender Herpes labialis. Wegen ihres schweren Asthmas habe ich die Patientin seinerzeit häufig in Spezialkliniken einweisen müssen. Dort ist sie gestorben und mir tut heute noch das Herz weh, wenn ich daran denke, dass ihr bei den oben beschriebenen Natrium muriaticum-Symptomen wahrscheinlich Natrium muriaticum geholfen hätte.

Ich denke an ein pubertierendes Mädchen mit einer schweren Akne, die das Kind in Depressionen trieb. Auch hier hätte die Homöopathie sicher helfen können.

Ich könnte diese Beispiele fortsetzen.

Auch meine Anfängerzeit in der Homöopathie ist voller schmerzlicher Erinnerungen. Was sollte ich denn tun, wenn einer Migränepatientin Natrium muriaticum über lange Zeit überzeugend geholfen hatte, die Migräne wieder auftrat und mir ein möglicher Wechsel der Resonanzebenen von keinem homöopathischen Lehrer vermittelt worden war?

Aber was nutzt es, sich zu grämen, man kann immer nur versuchen, sein Bestes zu tun. Mehr ist nicht möglich.

Es gibt noch einen anderen Grund für die ungeprüfte Ablehnung meiner Thesen durch einige Therapeuten: Die Dominanz weniger Mittel macht den Patient autonom. Er kann früher oder später die Therapie nahezu selbst in die Hand nehmen. Ich begrüße das. Ich weiß aber, dass es Homöopathen gibt, die das überhaupt nicht mögen, vor allem Homöopathen, die dem Patienten ihr Konstitutionsmittel verschweigen. Es findet eine Entmystifizierung der Homöopathie statt. Der homöopathische Guru, der aus Hunderten von Mitteln, das richtige Mittel herausfindet, hat seine geheimnisvolle Aura verloren.

Es gibt aber immer noch genug für den Homöopathen zu tun: Zum einen ist es zum Teil schwer, die Mittel voneinander zu differenzieren, weil die psychischen und körperlichen Symptome nicht so deutlich ausgeprägt sein müssen. Zum anderen werden auch andere Mittel, z.B. Komplementärmittel und Akutmittel benötigt. Hier braucht der Patient einen qualifizierten Homöopathen.

Ich wünschte mir, dass zumindest die Patienten, deren Therapien nicht gut verlaufen und die die beschriebenen Resonanzen bei sich wiedererkennen, ihre Therapeuten zu einem Therapieversuch veranlassen, wobei diese sich gegebenenfalls von der Vorstellung eines fixierten Konstitutionsmittels für jeden Patienten lösen müssen.

So wie die Freud'sche Psychoanalyse Patienten Unrecht getan hat, indem sie deren vermeintliche sexuelle Wünsche als Ursache für neurotisches Geschehen interpretiert hat, da wo spätere Analytiker-Generationen stattgefundenen sexuellen Missbrauch als Krankheits-Ursachen nachgewiesen haben, so tut die Homöopathie dem Patienten ebenfalls großes Unrecht, wenn sie ihn auf einen bestimmten Konstitutionstypen festlegt. Es ist nicht zulässig, einem Menschen einen unverrückbaren Selbstmord-, Verzweiflungs-, Aggressions-, Angst-, usw. Stempel aufzudrücken. Niemand ist darauf genetisch festgelegt.

15. Kapitel

Wie bei narzisstischem Missbrauch die Staphisagria-Resonanz von Generation zu Generation übertragen wird

Die Erkenntnis, dass Natrium muriaticum die zentrale Grundarznei eines jeden Menschen ist und dass Staphisagria und Ignatia die häufigsten und bedeutendsten „Zwiebelschalen" darstellen, vereinfacht die Arzneimittelfindung erheblich. Bei einer homöopathischen Anamnese geht es jedoch nicht nur darum, das Vorliegen von aktuellen Resonanzen, besonders denen von Staphisagria und Ignatia zu erfassen, sondern auch um die Bestimmung „der Dicke" dieser Zwiebelschalen, dass heißt, des Ausmaßes der Pathologie. Dies ist prognostisch wichtig. Ein Kind, welches eine jahrelange „erzieherische" Unterdrückungsdressur hat mitmachen müssen, welches in seinem Selbst-Sein für lange Zeit behindert worden ist, hat eine „dicke" Resonanzschicht von Staphisagria und neigt im späteren Leben dazu, immer wieder innerhalb dieser Resonanz zu reagieren. Der so Staphisagria-Geschädigte hat eine größere Neigung, beispielsweise einen hohen Blutdruck, einen Tinnitus, rezidivierende Infekte, Asthma oder einen nervösen Reizmagen zu entwickeln als ein Mensch, dem diese Schädigung erspart geblieben ist. Ebenso ist ein Kind, welches in seinem Leben oft verzweifelt gewesen ist oder gar Selbstmordimpulse kennengelernt hat, hinsichtlich des Auftretens entsprechender Resonanzen – hier der Ignatia- und der Aurum metallicum-Resonanz – in seinem späteren Leben gefährdet (11. Kap.).

116

Wie schon mehrfach erläutert, führt eine Staphisagria-Anspannung bei den Mitmenschen ebenfalls zu einer Staphisagra-Anspannung, welche wiederum bumerangartig auf diese zurückschlägt und eine bestehende Staphisagria-Pathologie aller Beteiligten verstärkt. Mit dieser Resonanz wird aber auch unvermeidbar die nächste Generation infiziert. Entsprechendes gilt für die Ignatia-Resonanz (12. Kap.). Diese beiden Resonanzen haben bei Übertragungen auf Folgegenerationen die größte Bedeutung. Der narzisstische Geist „Du sollst so sein, wie ich mir dich vorstelle" wird von Generation zu Generation weitergegeben. Da dabei stets Druck gemacht wird, überträgt sich insbesondere die Staphisagria-Resonanz.

Schauen Sie sich die Verstrickungen in dieser „Vorzeigefamilie" an: Vater L. Computerfachmann in den besten Jahren, Mutter L. Hausfrau, einzige Tochter Luzie.

Vater L. hat Sorgen: Trotz seiner überdurchschnittlichen Intelligenz und seiner unbestreitbar hohen Qualifikation gelingt es ihm in seiner Firma nicht, über subalterne Positionen hinauszukommen. Seine Vorstellungen von der ihm eigentlich zustehenden Stellung in der Firma kann er nicht realisieren und so besteht eine große Diskrepanz zwischen seinen von intellektueller Arroganz getragenen Grandiositätsvorstellungen und seinen realen Möglichkeiten. Die mangelnde Akzeptanz seitens der Firmenleitung erlebt er als große Kränkung. Fassungslos und voller Unverständnis beobachtet er, wie unfähigere Kollegen die Karriereleiter an ihm vorbeisteigen und zu seiner Verzweiflung sogar vorgesetzte Positionen besetzen. Woran liegt es, dass ein überaus fähiger Computerfachmann nicht in die seiner Begabung entsprechende Position gelangen kann? Niemand spricht Herrn L. gegenüber offen die wahren Gründe aus: Sein gesamtes Auftreten, seine offensichtliche Absicht, bei jedermann gut anzukommen, überall einen guten Eindruck machen zu wollen, die Formulierungen seiner Sätze – gestochen und gekünstelt, als würde er von einem Blatt ablesen – und eine ständig sich anbiedernde, übertriebene Freundlichkeit vermitteln das Bild eines kleinen, unreifen Jungen. Da steht einer mit Händen an der

Hosennaht und redet wie ein aufgeregter Konfirmand. Dabei ist alles tadellos: Der Scheitel, die Bügelfalte, die geputzte Brille, die gewienerten Schuhe. So einen „Braven" lässt kein Chef im Namen der Firma verantwortungsvolle, weitreichende und gegebenenfalls knochenharte Verhandlungen führen. Durch eine noch so hohe Intelligenz lässt sich ein Mangel an authentischer Persönlichkeit, ein Mangel an innerer Souveränität nicht kompensieren.

Herr L. „schluckt" die von ihm erlebten Missachtungen. Wenn sich seine Staphisagria-Wut ein Ventil sucht, tritt er zitternd vor Zorn auch schon einmal eine Türe ein. Diese Wutausbrüche erlaubt er sich lediglich im Schutz häuslicher Umgebung. Anschließend verleugnet er seine offensichtliche Aggressivität: Mit dem ausgelebten Wutausbruch hat *er* eigentlich nichts zu tun. Dafür ist nicht er verantwortlich, verantwortlich sind die widrigen Umstände. Zu seinen Emotionsausbrüchen hat man ihn schließlich getrieben. Seine „bösen" Anteile lagert er sozusagen in einer „Bad-Bank" aus. Es ist nicht *seine* Wut. Auf diese Weise ist es ihm möglich, ein ideales, positives Selbstbild aufrechtzuerhalten. Es erübrigt sich zu erwähnen, dass Staphisagria die Arznei ist, die Herrn L. am häufigsten immer wieder geholfen hat, z.B. bei Magenschmerzen, bei Infekten, bei Schlafstörungen.

Warum gelingt es trotz jahrelanger Behandlung nicht, Herrn L. vollständig aus der Staphisagria-Resonanz zu befreien? Dazu müssen wir uns die Atmosphäre in seinem Elternhaus anschauen, in welchem eine tiefe Staphisagria-Pathologie gebahnt worden war. In seiner Kindheit hatten die nicht endenden Streifzüge von unbarmherzig strengen, elterlichen Blicken geherrscht, welche ausdrückten: „Wir beobachten dich – *immer*. Wir kontrollieren, was du sagst und was du tust." Es galt geradezu als Tugend, ständige Selbstkontrolle auszuüben. Alle Lebensvorgänge wurden begleitend gedanklich seziert. Spontanität, unvermittelte, natürliche Intuition, gar unbeschwerte Heiterkeit gab es nicht. Um eigene Überlegenheit zu betonen, wurden andere Menschen in seiner Familie stets abgewertet, als primitives Volk, als Gesindel, als Pack bezeichnet. Man pflegte das Bewusstsein, etwas Besseres zu sein. Und dann gab es da ja auch noch den lieben Gott, dessen Gnade der junge Herr L. sich durch unbedingte Anpassung an streng einzuhaltende Verhaltensnormen verdienen sollte – Gott als eingefrorener, erhobener Zeigefinger, der für Erziehungszwecke instrumentalisiert worden war – nicht ein Funken eines Geistes von Liebe, Gnade, Angstfreiheit und Erlösung, der vermittelt worden wäre. Sein Vater, ein konservativer Katholik, führte ein Regiment voller Denkverbote. Rigoros hatte er z.B. einen Bekannten vor die Tür gesetzt, der gewagt hatte, zu behaupten, Jesus sei ein Jude gewesen, das Christentum demnach eine jüdische Religion.

Trotz bester schulischer Leistungen hatten die Eltern dem kleinen Herrn L. eine umfassende Anerkennung versagt. Stets hatten sie – zumindest zwischen den Zeilen – zu verstehen gegeben, dass es wirklich nichts gäbe, was sie selbst nicht hätten besser machen können. Die regelmäßige Vorenthaltung einer vollen Anerkennung war ein Tribut an eine elterlicherseits beanspruchte, grundsätzliche Überlegenheit. Ist es da verwunderlich, dass Herr L. von einem unstillbaren Hunger nach Anerkennung beherrscht war – einer Anerkennung, die er selbst von Menschen ersehnte, die er eigentlich verachtete?

Was geschieht, wenn ein Mensch mit derartigen Bedürfnissen eine Frau heiratet, die ebenfalls in einer „Herr, wir danken Dir, dass wir nicht so sind wie andere"-Atmosphäre aufgewachsen ist, eine Frau, die in ihrer Kindheit ähnliche Unterdrückungen hat ertragen müssen und die nun als Folge von häufig erlebten Abwertungen ebenfalls nach Anerkennung lechzt?

Zunächst kommt es zu einer Symbiose, wo jeder den anderen mit der jeweils ersehnten Anerkennung befriedigt. Nach einiger Zeit legt der Alltagstrott und Stress die erhöhte Kränkbarkeit und Reizbarkeit offen. Da winzige, nicht vermeidbare Kritik grundsätzlich als verletzende Ablehnung erlebt wird, machen sich zunehmend Anspannung und Aggressivität im Eheleben breit. Unvermeidbar tritt die Resonanz von Staphisagria in Erscheinung.

Nach gleichem Muster verliefen die Beziehungen der Familie zu Freunden und Bekannten, so zum Beispiel auch bei Frau L.s Beziehung zu einer neuen Freundin. Die neue Freundin wurde zunächst mit idealisierender Anerkennung überhäuft, bis die Freundin – durchaus wohlwollend – einmal Kritik übte. Hier glaubte die Freundin nämlich beobachtet zu haben, dass Frau L. ihre Tochter Luzie übermäßig kontrolliere und ihr damit nichts Gutes tue. Der eigene Sohn Roman entwickle sich mit den ihm gegebenen Freiräumen sehr gut. – Was für eine Kränkung für Frau L.! Umgehend verbat sie sich jede Kritik. Die Freundin solle es nicht noch einmal wagen, ihre Luzie mit Roman zu vergleichen, der sich – nach Ansicht von Frau L. – ganz und gar nicht positiv entwickle. Roman mache eher den Eindruck eines verwahrlosten Kindes.

Frau L. hatte die Kritik ihrer Freundin als Kränkung erlebt. Für sie war die Freundin „schuld", diese war quasi eine „Kränkungstäterin". Frau L. hatte keine Einsicht, dass *ihre* eigene in der Kindheit gebahnte abnorme Kränkungsbereitschaft das eigentliche Problem war und so hatte sie keinerlei Hemmungen „zurück zu kränken".

Die Freundin ihrerseits schlug jetzt zurück: Luzie sei hochneurotisch und eigentlich nicht lebensfähig. Wechselseitig fühlten sich die Freundinnen jeweils als Opfer einer Abwertung und dies ließ sie im Rollenwechsel zu Tätern werden, die Kränkungen austeilen – wechselseitiger Opfer/Täter-Pingpong.

Die Freundin erlebte es so, dass Frau L. unfreiwillig ihr hässliches Gesicht gezeigt hatte. Die Freundschaft war beendet.

Vielen Bekannten blieb Frau L.s hässliches Gesicht nicht verborgen und so bekam sie immer weniger von dem, wonach sie sich am meisten sehnte – Anerkennung. Auf auffällig peinliche Weise kompensierte sie dies mit Selbstlob: Keiner hat am Elternsprechtag so gut argumentiert wie sie, keiner im Bibelkreis den Text so gut interpretiert, keiner so schöne Weihnachtsbasteleien hergestellt. Unbeliebt war sie auch wegen ihrer Bigotterie sowie wegen ihrer Neigung, allerorten ein höheres intellektuelles und höheres Persönlichkeits-Niveau vorzugeben, als ihrem tatsächlichen Bildungs-

und Reifungsstand entsprach. Da alle Menschen merken sollten, wie nett sie doch war, beschenkte sie zu Weihnachten: den Turntrainer, die Musiklehrerin, die Frauenärztin, den Kinderarzt, den Pastor, die Kosmetikerin, die Masseurin, den Physiotherapeuten. Alle sollten sie lieb haben. Sie nahm nicht wahr, dass ihre Nettigkeiten bei den Beschenkten durchweg unangenehme Gefühle auslösten.

Im Übrigen war sich Frau L. sicher: Keiner sei zu seinem Kind so liebevoll wie sie. Sie wollte immer für ihr Kind da sein, es optimal erziehen und vor allem: Alles besser machen als andere Menschen. Dabei ging es ihr im Tiefsten um die Anerkennung, die ihr die eigenen Eltern stets versagt hatten. Auch jetzt noch gaben ihre Eltern ungebetene Ratschläge und drückten mit ihrer Besserwisserei eine vermeintliche Überlegenheit aus: Luzie solle eine andere als die vorgesehene Schule besuchen, Latein statt Französisch wählen. Klavierunterricht sei besser als Geigenunterricht, Ballett besser als Turnen. Beim Nichtbefolgen der Ratschläge zogen sich ihre Eltern beleidigt zurück. Ihre Tochter wisse doch alles besser. Aus Angst vor derartigen Reaktionen begann Frau L. stets zu überprüfen, ob das, was sie ihren Eltern erzählen wollte, deren Zensur und Kritik würde standhalten können. Unfähig, die narzisstischen, elterlichen Projektionen zurückzuweisen, fixierte sie eigene, infantile Verhaltensweisen – die Folge eines auf sie ausgeübten Staphisagria-Druckes.

Diesen Druck gab Frau L. unbewusst an Luzie weiter und interpretierte ihr eigenes Overprotecting als abgöttische Liebe, da Luzie ja ihr „Ein und Alles", ihr „Lebensinhalt" sei. Dieser Lebensinhalt sah so aus: „Wie war es heute in der Schule? Hast du dich gemeldet? Was hat der Lehrer gesagt? Hast du die Klassenarbeit zurück? Willst du jetzt Klavier üben oder Schularbeiten machen? Du kannst dich eine halbe Stunde ausruhen, dann müssen wir zur Musikschule. Ich an deiner Stelle würde … Was machst du gerade? Mit wem telefonierst du? Warum hat deine Freundin angerufen, was wollte sie? Du könntest doch eigentlich … Du hättest doch besser … Ich verstehe nicht, warum du … Vielleich solltest du besser …

Denke daran, dass du … Gehe lieber noch mal zur Toilette, bevor wir…"

Wenn Luzie krank war, schlief Frau L. bei ihr im Bett und beobachtete die Temperatur, den Herzschlag, die Atmung. Kleine Unregelmäßigkeiten versetzten sie in Panik. – Atmet Luzie noch? Bei welcher Fiebertemperatur muss ein Mensch eigentlich sterben? Hoffentlich bekommt Luzie keine Fieberkrämpfe! Nach überstandener Krankheit kam die Zeit der Verbote. Luzie durfte nicht nach draußen gehen, da sie dadurch erneut krank werden könnte, eine Freundin mit Husten durfte wegen einer befürchteten Ansteckungsgefahr nicht eingeladen werden. Sport war zunächst verboten. Wenn Luzie aufbegehrte, wurde an ihren Verstand appelliert – sie sei doch schon so vernünftig – und die Probleme wurden ausführlich „besprochen". Was für eine wohlerzogene Tochter Frau L. hatte! Luzie hatte „verstanden", dass die Verbote doch Ausdruck der großen mütterlichen Liebe seien. Luzies Leben – ein Leben voller Einschränkungen!

Was für eine schwere Last für Luzie, der ganze Lebensinhalt ihrer Mutter sein zu müssen! Luzie ging kaum einen Schritt ihres Lebens unbeobachtet und war ständig krank: Infekte, Neurodermatitiden, wiederkehrender Schnupfen, schwere Bronchitiden, zum Teil asthmatisch, Hautentzündungen, Blasenentzündungen. Es wird niemanden verwundern, dass Luzie neben vielen anderen Arzneien in erster Linie Staphisagria und in zweiter Linie Ignatia immer wieder geholfen haben.

Was für eine ausweglose Situation für Luzie, von einer Mutter umsorgt zu werden, die die Hauptursache für ihre labile Gesundheit war.

Zu den körperlichen Beschwerden kamen die Ängste, die Frau L. auf Luzie übertrug – Angst vor Einbrechern, vor Hunden, vor Dunkelheit und die fundamentale Angst, von anderen Menschen abgelehnt zu werden. Belastend empfand Luzie auch die Schule, wegen des bestehenden Leistungsdrucks, ein Druck, den Frau L.

durch häufiges Üben unnötig steigerte – natürlich meinte sie es nur gut. Frau L. hatte keinerlei Bedenken, ihre Tochter sogar dann zum Vokabel-Lernen anzuhalten, wenn Luzie krank war und sich elend fühlte. Bekannte, die das mitbekamen, beobachteten dies fassungslos.

Auch in der Pubertät war Luzie stets bemüht, mütterliche Wünsche zu erfüllen. Sie spürte, dass Ungehorsam ihre Mutter destabilisieren würde. Deshalb: selbstverständlich keine Zigaretten, kein Alkohol, schon gar keine Drogen, kein Piercing, kein Tattoo, keine Schminke, keine Designerklamotten, kein Minirock. Kein Versuch der Grenzüberschreitung eines normalen Teenagers. Vorauseilend schonte Luzie ihre Mutter nach Möglichkeit.

Warum ging Frau L. auf diese Weise mit Luzie um? Die Verbote und ihre Kontrolle dienten vornehmlich der Reduzierung ihrer eigenen Ängste. Ängste, von denen Luzie zwangsläufig infiziert worden war. Genau wie ihre Mutter begann Luzie stets den Teufel an die Wand zu malen, hielt immer das Schlimmste für das Wahrscheinlichste.

Es ist tragisch: Bei Frau L. war die Selbstwerdung, besonders in ihrer Kindheit stets behindert worden. Auch sie hatte eine Erziehungsdressur erlebt, ohne wirkliche Liebe, hatte einer narzisstischen Mutter als Opfer dienen müssen. Nun machte sie unbewusst ihr eigenes Kind ebenfalls zum Opfer.

Frau L. hat die durch ihre Erziehung vorgegebenen Gleise nie verlassen. Die Einengung durch die vorgegebenen Gleise produziert wiederum Staphisagria-Zustände, hier bei ihrer Tochter Luzie.

Frau L. hatte stets geglaubt, geradezu ein Recht darauf zu haben, grenzenlos über ihre Tochter verfügen zu können. Im Gegenzug hatte sie ihr das Gefühl vermittelt, dass auch sie selbst grenzenlos verfügbar sei. Es gab keinerlei Grenzsetzungen! Egal, was die Mutter gerade tat, ob sie Zeitung las, kochte, Klavier spielte, telefonierte oder sich mit Besuchern unterhielt, mit größter Selbstverständlichkeit unterbrach Luzie ihre Mutter bei deren Tätigkeiten, wann immer ihr danach war. Selbstverständlich war es Luzie auch erlaubt, die Gespräche, die Frau L. mit dem Kinderarzt führte, nach Belieben zu unterbrechen. Der Arzt hatte zu warten.

Auf der anderen Seite dachte Frau L. im Traume nicht daran, Grenzen ihrer Tochter Luzie zu achten, beispielsweise indem sie vor dem Betreten des Kinderzimmers angeklopft hätte oder eine mangelnde Bereitschaft Luzies, über Kummer oder Gefühle zu sprechen, akzeptiert hätte. Wenn Luzie einmal bedrückt war, wurde sie von ihrer Mutter gedrängt, geradezu gezwungen, sich umgehend zu offenbaren. Eine Weigerung Luzies auf ihre Mutter einzugehen, hätte Frau L. als nicht zu akzeptierenden Ausdruck von Misstrauen, als Vertrauensbruch, geradezu als Beleidigung gedeutet. So machte Luzie häufig die Erfahrung: Das Setzen von Grenzen verursacht Kränkungen und macht die Mutter ärgerlich. Eine allerseits bestehende grundsätzliche Erlaubnis zu Grenzüberschreitungen – von Frau L. als Ausdruck ihrer grenzenlosen Liebe interpretiert – machte Luzie unfähig, sich selbst zu schützen. Wie bei ihrer Mutter erlernt, neigte auch sie dazu, die Grenzen anderer Menschen zu überschreiten, was in ihrem täglichen Leben zu vielen Konflikten führte. Unfähigkeit, sich selbst abzugrenzen, Unfähigkeit, die Grenzen anderer auch nur wahrzunehmen. Wechselseitig geduldete Grenzüberschreitung als Ausdruck von gegenseitigem narzisstischem Missbrauch.

Wie in der eigenen Kindheit erlernt, versuchte Luzie in ihrem späteren Leben jede Beziehung zu kontrollieren und beschädigte auf diese Weise Vitalität und Spontanität ihrer Beziehungen. Selbst narzisstisch missbraucht, war Luzie konditioniert, hinter jedem harmlosen Ansinnen eines Mitmenschen den Versuch von Missbrauch zu wittern, was dazu führte, dass sie vielen Mitmenschen unrecht tat. Ihre Neigung zum Misstrauen versperrte ihr den Blick für die Realität. Immer fürchtete sie, manipuliert zu werden – nach der von ihr gemachten Lebenserfahrung gut nachvollziehbar.

Die Geschichte von Luzie ist exemplarisch für viele Menschen, die narzisstisch ausgebeutet worden sind. Während Frau L. bei Freunden und Bekannten, bei Verwandten, bei Lehrern deren narzisstische Störungen treffsicher diagnostizierte, war ihr Blick für den von ihr selbst praktizierten handfesten, narzisstischen Missbrauch ihres eigenen Kindes versperrt. Der Blick hierfür war ihr deshalb versperrt, weil sie selbst narzisstischen Missbrauch als alltägliche Normalität ihrer eigenen Kindheit erfahren hatte.

Worin besteht der narzisstische Missbrauch? Er besteht darin, dass eine Mutter – so wie Frau L. es getan hatte – ihr Kind zum eigenen Lebensinhalt macht, als Ersatz für etwas fehlendes Eigenes. Wenn man Frau L. gesagt hätte, sie solle Luzie sie selbst sein lassen und auch sie Frau L. müsse sie selbst sein, hätte sie nicht verstanden, was gemeint ist. War nicht ihre um Anerkennung buhlende Freundlichkeit ihr Selbst, ihr Auspressen aller Beziehungen auf Befriedigungsmöglichkeiten, ihr angstvolles Lauern auf potenzielle Kränkungen, die sie so fürchtete, ihre Sentimentalität und errötende Aufgeregtheit, ihre angelernten Verhaltens- und Benimmregeln, ihre aufgeregt nassen Hände, ihr zornesempfindlicher Magen und die durch ständige Anspannung ausgelösten Schweißausbrüche? War dieser Mischmasch von seelischen und körperlichen Symptomen einer Staphisagria-Resonanz nicht ihr Selbst? –
Was für ein tragischer Irrtum: Statt Wissen, welches auf eigenen Erfahrungen beruht – Nachgeplappertes und Auswendiggelerntes, statt wahrer Gefühle – Staphisagria durchseuchte Sentimentalitäten, statt Erziehung – Dressur, statt eigener Spiritualität – unreife Unterwerfung unter den strengen Gott der Väter, statt hingebungsvoller Liebe, egozentrierte Selbstbeweihräucherung.
Kann eine durch Unterdrückung verursachte Resonanzlage überhaupt Ausdruck eines wahren Selbst sein? – Die Staphisagria-Resonanz ist bei keinem Menschen das eigentliche Selbst.

Welcher Geist herrscht in der Familie L.? Es ist der Geist des Narzissmus.
„Man kann den Narzissmus als einen Erlebniszustand definieren, in dem nur die Person selbst, ihr Körper, ihre Bedürfnisse, ihre

Gefühle, ihre Gedanken, ihr Eigentum, alles und jedes, was zu ihr gehört, als völlig real erlebt wird, während alles und jedes, was keinen Teil der eigenen Person bildet oder nicht Gegenstand der eigenen Bedürfnisse ist, nicht interessiert, keine volle Realität besitzt ... affektiv bleibt es ohne Gewicht und Farbe."
(Erich Fromm in Narzissmus, Otto F. Kernberg, Hans-Peter Hartmann, Schattauer-Verlag)

Narzissmus ist eine Staphisagria-Resonanz. Die nachgewiesene weite Verbreitung der Staphisagria-Resonanz (Kap. 7) ist geradezu ein Zeichen für die weite Verbreitung narzisstischer Störungen.

Bei den Eheleuten L. gab es keinen Gedanken, keine Empfindung, woraus sie nicht versucht hätten, narzisstischen Gewinn zu erzielen. Selbst schweres Leiden anderer Menschen löste bei ihnen eine „wohlige" Rührung über die eigene vermeintliche Warmherzigkeit aus. Wie oft waren sie über ihr eigenes Gutmenschentum gerührt.

Stets sollte jedes Familienmitglied die Erwartungen der anderen erfüllen: Du sollst so sein, wie ich mir dich vorstelle. In der Familie ließ sich nachweisen: Ein Narzisst hat in seiner Kindheit nicht zu viel, sondern zu wenig Anerkennung erfahren.

Die Unreife ihrer Eltern hatte Luzie Identifikationsmöglichkeiten verbaut, die für ihren eigenen Reifungsprozess nötig gewesen wären. Statt einer augenzwinkernden Gelassenheit erlebte sie stets eine angstvolle, überbeschützende Einengung durch die Staphisagria-Mutter und einen mit seinem Leben unzufriedenen, zu Depressionen neigenden, angespannten Staphisagria-Vater.

In einem Spiegel-Artikel (Ausgabe 51/09) schreibt die Gerichtsreporterin Gisela Friedrichsen:
Innerfamiliäre Gewalt bedeutet nicht unbedingt Zuschlagen. Es gibt auch subkutanen Terror durch Heuchelei, durch rigide Denkverbote, durch aufgezwungene Verhaltensnormen, durch pathologisches Geltungsbedürfnis eines Familienmitgliedes, das den anderen kaum Luft zum Atmen lässt. Psychiater sprechen dann von einer narzisstisch gestörten Familienstruktur. Friedrichsen

zitiert den Tübinger Kinderpsychiater Michael Günter: *Narzisstische Selbsttäuschung – Lüge im Gewand der Rechtschaffenheit. Die Lüge nach außen ist meist unverzichtbarer Bestandteil des Gewaltsystems in der Familie, wenn Eltern ihre Kinder misshandeln, ihnen auf alle erdenkliche Weise Gewalt antun, die Kindesbedürfnisse negieren und die Kinder für ihre eigenen Zwecke missbrauchen.*

Misshandelt sind dabei alle Beteiligten: Herr und Frau L., Luzie und ganz sicher auch die Großeltern. Der von Generation zu Generation weitergegebene Narzissmus ist gleichbedeutend mit der Weitergabe der Staphisagria-Resonanz, gleichbedeutend mit der Weitergabe einer Reifungsblockade.

Wenn die Staphisagria-Resonanzen auf die geschilderte Weise über viele Generationen weitergegeben werden, sind oft auch mit höchsten Potenzen lediglich partielle Erfolge möglich. Nur die zwischenzeitlich eindeutige positive Wirkung der Arzneien z.B. bei Infekten, bei einer Migräne, bei einer Bronchitis, bei einem HWS-Syndrom, bei einer Schlafstörung, bei einem Kopfschmerz, bei einer Blasenentzündung usw. belegt, dass diese Resonanzen vorliegen. Die unterdrückende Familienatmosphäre gießt jedoch immer wieder Staphisagria- und auch Ignatia-Öl ins Feuer und vermindert so die therapeutischen Aussichten. Erschwerend kommt hinzu, dass den Beteiligten oft jede Einsicht in die vorliegende Problematik fehlt. Wozu denn bei der eigenen „Normalität" Kügelchen lutschen? Hierin und in der zu seltenen Gabe zu niedriger Potenzen liegen wesentliche Gründe dafür, wenn Heilungen bei dem angesprochenen Thema verzögert sind oder ausbleiben.

Der polnische Arzt, Schriftsteller und Pädagoge Janusz Korczak (alias Henryk Goldszmit) stellt Grundrechte für Kinder auf:
1. Das Recht auf den heutigen Tag. 2. Das Recht des Kindes, so zu sein, wie es ist. 3. Das Recht auf seinen eigenen Tod.

Das Recht auf den heutigen Tag.
In diesem Zusammenhang denke ich an die Schulkinder, die den
größten Teil ihrer Zeit mit Funktionen ausfüllen müssen, die den
Erwartungen der Erwachsenenwelt entsprechen. Ureigenste kind-
liche Bedürfnisse werden zum Teil völlig ignoriert. Die Pläne einiger politischer Gruppen, Kindern bereits im Kindergarten zum
Beispiel Fremdsprachenunterricht zu erteilen, verkennen ein fun-
damentales kindliches Bedürfnis. Sie ignorieren die Religion der
Kinder: Die Religion der Kinder ist Spielen.

Das Recht des Kindes, so zu sein, wie es ist.
Genau dies wird in unseren heutigen Schulsystemen oft behin-
dert. Warum wird ein Kind mit einer Schwäche in Mathematik mit
täglichem Mathematikunterricht gequält, warum soll ein Langsam-
Leser zu einem Schnell-Leser erzogen werden? Warum soll ein
Kind die Reputationsbedürfnisse der Eltern erfüllen, indem es zum
Klavierunterricht gequält wird? Hier sind vor allem Kinder der ge-
hobenen Mittelschicht betroffen.

Das Recht auf seinen eigenen Tod.
Ich denke, dass sich Korczak mit dieser Forderung gegen eine ein-
schränkende Überbehütung der Kinder wendet, die den Kindern
die Möglichkeit auf eigene Erfahrung raubt und damit Lebendig-
keit abtötet. „Das Recht des Kindes auf den eigenen Tod" beinhaltet die radikale Absage an jeglichen narzisstischen Missbrauch.
Bei narzisstischem Missbrauch wird einem Kind das Recht auf den
eigenen Tod verweigert.
Der Pädagoge und Jude, Korczak ist, obwohl er sein Leben hätte
retten können, zusammen mit den ihm anvertrauten 200 Waisen-
kindern ins KZ und damit in den Tod gegangen. Er hat die Kinder
in den Tod begleitet, weil er Kinder liebte.

Diese Art der Liebe hat Luzie nie kennengelernt.

128

16. Kapitel

Kränkung –
eine wesentliche Ursache
für die Entstehung von
Gewalt

Einem Patienten hat bisher Natrium muriaticum bei Infekten immer gut geholfen. Für eine Routineuntersuchung hat er nun einen Termin bei seinem Hausarzt vereinbart. Zu seinem Missfallen muss er lange warten. Er wird zunehmend angespannt und gereizt. In welche Resonanz gerät der Patient? – In die Staphisagria-Resonanz. Wie Sie wissen, ist jetzt Staphisagria die Arznei, die ihm bei Infekten helfen würde.

Nun registriert der Patient, dass ein anderer Patient vorgezogen wird, der erst zehn Minuten gewartet hat. Einerseits würde unser Patient die Praxis wegen der Ungleichbehandlung am liebsten sofort verlassen, andererseits wäre dann sein langes Warten sinnlos gewesen. Aus seiner Sicht: Wenn er jetzt die Praxis verlässt, macht er einen Fehler, wenn er weiterhin wartet ebenfalls – das Grundmuster einer Ignatia-Resonanz.

Sind die geschilderten Resonanzen nicht das Normalste von der Welt? – Würde nicht jeder in dieser Situation auf diese Weise reagieren? – Mitnichten. Hier eine ganz andere Reaktion eines anderen Patienten: Dieser würde trotz der Widrigkeiten in der Natrium muriaticum-Resonanz verbleiben, er würde nicht angespannt und nicht gereizt reagieren. Nach einer gewissen Wartezeit würde er sich erkundigen, ob es mit der Einhaltung des Termins Probleme gäbe. Er würde fragen, ob er zu einem späteren Zeitpunkt wiederkommen solle, so könne er in der Zwischenzeit Privates erledigen. Dieser Patient hätte unaufgeregt, freundlich auf reife Weise versucht, die Situation zu meistern.

Den zuletzt geschilderten Gleichmut kann man nicht planen. Man kann sich nicht vornehmen, keine Anspannung zu entwickeln. Dies ist vom Kopf her nicht steuerbar. Der ungeduldige Patient ist Staphisagria-Ignatia-vorgeschädigt und hat die Bevorzugung eines anderen als persönliche Kränkung erlebt. Da er sich selber nur zu gut kennt, weiß er, dass er zu unangemessener Wut mit oft unangenehmen Folgen neigt. Dies ist der Grund dafür, dass er seine Wut zunächst „runterschluckt". Wenn sein Maß voll ist, bringt er durch seine ausgelebte Aggressivität eine etwaige Staphisagria-Resonanz der Arzthelferinnen zum Schwingen – eine Resonanz, die bei den meisten Menschen ohnehin mehr oder weniger angelegt ist. Die Arzthelferinnen werden auch gereizt oder aggressiv reagieren. Nach diesem Grundmuster eskaliert Gewalt. Aggressivität entsteht immer erst, wenn die Staphisagria-Resonanz in Erscheinung tritt.

Man wechselt um so eher und unvermeidbarer in die Staphisagria-/Ignatia-Resonanzen, je öfter diese Zustände durch Unterdrückungen oder Kränkungen, besonders in der Kindheit, gebahnt worden sind.

So auch bei einer jungen Frau, die nach einer bedrückenden Kindheit den Druck aushalten muss, den ihr chronisch gestresster Ehemann ausbreitet. Ihr Mann sitzt vor dem Fernseher. Schalke spielt gegen Dortmund. Es hat Ruhe zu herrschen. Das Baby schreit pausenlos. In der kleinen Wohnung gibt es keine Ausweichmöglichkeiten. Markerschütterndes Brüllen des entnervten Mannes. Die Mutter (der Vater) schüttelt das schreiende Baby – Staphisagria. Kurz darauf muss das Baby wegen schwerer Verletzungen vom Notarzt ins Krankenhaus gebracht werden. Die Mutter (der Vater) weint: „Oh Gott, was habe ich angerichtet!" – Ignatia.

Im Gerichtssaal wollen die Zuschauer die Mutter (den Vater) am liebsten lynchen. Dass das Verbrechen der Mutter (des Vaters) den Zuschauern einen „willkommenen" Anlass bietet, um eigene, unterdrückte Wut – jetzt allerdings vollkommen „legitim" - mit „gerechtem" Zorn auszuleben, ist ihnen nicht bewusst. Ihr „Verlangen zu töten" wird jetzt offensichtlich. Bei den Zuschauern existiert auch eine tiefe Staphisagria-Pathologie. Ein Zuschauer, der in seinem Leben selbst hat Kränkungen erleiden müssen, identifiziert sich schnell mit dem misshandelten Kind und reagiert mit eigener Staphisagria-Wut.

Jedermann ist über Kindesmisshandlungen entsetzt, aber nicht jeder wird in seiner Fantasie zu einem Lynchmord greifen.

Wie bei einer Atombombe, bei der es beim Überschreiten einer kritischen Masse von spaltbarem Material zu einer Kettenreaktion und Explosion kommt, lässt sich bei einer Anhäufung von Unterdrückungen (Kränkungen) ein Ausbruch von Gewalt nicht vermeiden. Ein Appell an die Vernunft, an den Verstand, bringt in diesem Moment überhaupt nichts. Durch rationales Argumentieren ist Friedfertigkeit nicht herzustellen. Durch Vernunft lässt sich Aggressivität allenfalls für eine gewisse Zeit unterdrücken.

Die Staphisagria-Resonanz ist stets der erste Schritt hin zur Aggressivität, einer Aggressivität, die in der Natrium muriaticum-Resonanz nicht existent ist.

Ein Verlangen zu töten entwickelt sich in der Natrium muriaticum-Resonanz niemals – auch nicht gegenüber einem Kindesmörder.

Was lässt einen Menschen zum Mörder werden und einen anderen nicht? Es sind Intensität und Häufigkeit durchgemachter Kränkungen, die Gewaltbereitschaft bahnen und *jeden* Menschen zum Mörder machen können.

Durch Kränkungen wird Aggressivität gesät, die den Einsatz von Staphisagria erforderlich machen.

In populären Fernsehshows werden Kandidaten zur allgemeinen Belustigung und Steigerung von Einschaltquoten öffentlich gekränkt. Das Publikum hat einen Heidenspaß beim demütigenden Abwatschen der Kandidaten. Die schlechten Leistungen der Kandidaten rechtfertigen nach Ansicht des Moderators und der mit ihm solidarischen Zuschauer die entblößenden Demütigungen.

– Öffentliche Entwertung von Menschen als amüsantes Unterhaltungsprogramm. – Es wird nicht wahrgenommen, dass der Spaß der Zuschauer an diesen Kränkungs-Shows ein hohes Maß an eigener Aggressivität offenbart. Wie viel Freude bereitet diesen Zuschauern ganz offensichtlich, dass anderen Menschen weh getan wird. Die Gefahr, welche von gekränkten Menschen ausgehen kann, wird nicht wahrgenommen. Immer kann ein Opfer irgendwann zum Täter werden.

Bei einer anderen Sendung ergötzt sich ein intellektuelles Fernsehpublikum an den Kränkungen, die ein renommierter Kritiker Autoren zufügt und partizipiert lustvoll an seinen Schlägen unterhalb der Gürtellinie. Ein Beispiel, der Kritiker: „Man kann nicht sagen, dass dieser Autor ein niedriges Niveau hat – er hat gar keins." – WUMMS! – Das sitzt. Niemand muss sich wundern, dass ein Autor es einem solchen Kritiker heimzahlt und diesen in einem seiner Bücher sterben lässt. Über die jetzt beim Autor zum Ausdruck kommende Aggressivität zeigt sich der Kritiker wiederum empört. Er ist unsensibel dafür, dass es seine eigenen ausgeteilten Abwertungen waren, die die Aggressivität des Autors ausgelöst haben - ein typisches Beispiel für überall zu beobachtenden Kränkungs-Pingpong.

Wenn man nach Motiven bei Amokläufern forscht, so lassen sich in den Biographien dieser Menschen regelmäßig massive Entwertungen nachweisen. Eine Summierung vieler Kränkungen vertieft die Staphisagria-Pathologie (7. Kap.).

Bloßer Stress, der stets mit Druck verbunden ist, bedeutet bereits die Bahnung einer Staphisagria-Resonanz. Es wird übersehen, dass mit Stress immer eine potenzielle Zunahme an Gewaltbereitschaft einhergeht, welche sich zunächst nur sehr diskret äußern kann. Dies ist deshalb so bedeutsam, weil unsere Gesellschaft stressdurchseucht ist: Beziehungsstress, Stress am Arbeitsplatz und Stress in der Schule. Überall der Geist: Sei so, wie wir uns dich vorstellen! Sei für uns verwertbar und verfügbar!

Wie mehrfach erläutert, fördert jede Unterdrückung Staphisagria-Zustände, wobei die Staphisagria-Pathologie umso gravierender ist, je tiefere Spuren stattgefundene Unterdrückungen hinterlassen haben. Bei vielen Patienten, die durch äußere Lebensumstände oder durch religiöse Überzeugungen ihre Sexualität dauerhaft unterdrückt hatten, konnten tiefe Staphisagria-Resonanzen nachgewiesen werden. Dies ist deshalb besonders tragisch, weil es sich oft um Menschen mit hohen ethischen und moralischen Ansprüchen handelt, die von der eigenen, bisweilen durchbrechenden Staphisagria bedingten Aggressivität erschreckt sind. Es scheint, dass nicht jede sexuelle Abstinenz zu tiefen Staphisagria-Bahnungen führt, unvermeidbar aber in den Fällen, bei denen in der Lebensgeschichte des betreffenden Menschen vielfach anderweitige Unterdrückungen vorgeherrscht haben.

Oft lässt sich ein Übergreifen der Staphisagria-Resonanz vom Einzelnen auf die Familie, Schulklasse, Gruppe nachweisen. Es muss als wahrscheinlich angesehen werden, dass Übertragungen auch auf größere Bevölkerungsschichten stattfinden können. Sind die kränkungsbedingten Staphisagria-Resonanzen die Ursache für Kriege? Große Teile des deutschen Volkes haben den verloren gegangenen 1. Weltkrieg und die als ungerecht empfundenen Friedens-Verträge demütigend und kränkend erlebt. Hat sich dadurch eine Staphisagria-Resonanz in einem ganzen Volk verbreitet? Der Nährboden für diese Entwicklung könnte durch die damals weit verbreitete „schwarze Pädagogik" vorbereitet und durch die herrschende soziale Not zusätzlich begünstigt worden sein. Dann fehlte nur noch ein Gewaltherrscher, dessen Politik dem Volk ein willkommenes Ventil zur Entladung bestehender Staphisagria-Spannungszustände bieten konnte. Bei diesem psychopathischen Gewaltherrscher war es sogar moralisch legitimiert, andere Menschen als Untermenschen abzuwerten und zu töten.
Nur ein Mensch, der – vornehmlich in der Kindheit – Er-Selbst sein durfte, hat die Chance, in der Natrium muriaticum-Resonanz zu bleiben. Aber wer darf und durfte immer Er-Selbst sein?
Ist es überhaupt denkbar, dass die Natrium muriaticum-Resonanz in einer Gesellschaft vorherrscht und die tendenziell aggressiven Staphisagria-/Ignatia-Resonanzen dominiert?

Der Psychoanalytiker und Sozialphilosoph Erich Fromm setzt sich in seinem Buch „Anatomie der menschlichen Destruktivität" mit der Frage auseinander, warum unter allen Säugetieren der Mensch der einzige Mörder ist. Er weist nach, dass es soziale und politische Umstände sind, die die Destruktivität in der Gesellschaft hervorbringen und widerspricht damit Konrad Lorenz und Sigmund Freud, die menschliche Aggressivität wie Triebe beschreiben, die von einer Energiequelle gespeist seien und nicht notwendigerweise das Ergebnis einer Reaktion auf äußere Reize.

Er zitiert Freud in seinem berühmten Brief an Einstein:
Es soll in glücklichen Gegenden der Erde, wo die Natur alles, was der Mensch braucht, überreichlich zur Verfügung stellt, Völkerstämme geben, deren Leben in Sanftmut verläuft, bei denen Zwang und Aggressivität unbekannt sind. Ich kann es kaum glauben, möchte gerne mehr über diese Glücklichen erfahren.

Laut Fromm hat Freud nie ernsthaft versucht, sich über diese Völkerstämme zu informieren. Er beschreibt in einer Analyse unter anderem die Gesellschaft der Zuni-Pueblo-Indianer (Zitat):
In diesem System sind Ideale, Sitten und Institutionen vor allem darauf ausgerichtet, dass sie der Erhaltung und dem Wachstum des Lebens in allen seinen Formen dienen. Feindseligkeiten, Gewalttätigkeiten und Grausamkeiten sind in der Bevölkerung nur im minimalen Ausmaß zu finden, es gibt keine harten Strafen, kaum Verbrechen, und der Krieg als Institution fehlt ganz oder spielt nur eine äußerst geringe Rolle. Die Kinder werden freundlich behandelt, schwere körperliche Züchtigungen gibt es nicht. Die Frauen sind den Männern in der Regel gleichgestellt, oder sie werden wenigstens nicht ausgebeutet oder gedemütigt. Die Einstellung zur Sexualität ist ganz allgemein tolerant und bejahend. Man findet wenig Neid, Geiz, Habgier und Ausbeutung. Es gibt kaum Rivalität oder Individualismus, aber sehr viel Kooperation. Persönliches Eigentum gibt es nur im Bezug auf Gebrauchsgegenstände. In der allgemeinen Haltung kommt Vertrauen und Zuversicht zum Ausdruck und dies nicht nur den anderen gegenüber, sondern be-

134

sonders auch gegenüber der Natur; ganz allgemein herrscht gute Laune, depressive Stimmungen sind selten.

Unsere heutige Gesellschaft erscheint wie das spiegelbildliche Negativ des hier geschilderten Geistes der Zuni-Pueblo-Indianer zu sein. Das von Fromm beschriebene Leben dieses Indianer-Stammes zeichnet sich durch das Fehlen von Staphisagria-induzierenden Kränkungen, Demütigungen und Unterdrückungen aus. Dies ist der entscheidende Punkt. Aus homöopathischer Sicht beschreibt Fromm einen Geist der Pueblo-Indianer, der einer Natrium muriaticum-Resonanz entspricht.

Weshalb ist der Mensch der einzige Mörder unter den Säugetieren? Der *ursprüngliche* Mensch, d.h. der Natrium muriaticum-Mensch, ist kein Mörder. Er wird erst zum Mörder durch Unterdrückungen, beispielsweise durch soziale und politische Umstände, durch Umstände, die von Ausbeutung, Materialismus und Egozentrik beherrscht werden. Dann kommt es mit großer Regelmäßigkeit zur Ausbreitung der Staphisagria-Resonanz. Je mehr das Selbst-Sein behindert wird, desto pathologischer diese Resonanz, die im Verlangen zu töten ihren morbidesten Ausdruck findet. Die Rückführung des Patienten aus den pathologischen Resonanzen hin zu Natrium muriaticum ist das Ziel einer homöopathischen Therapie.

Erinnern Sie sich an die Patientin, die als Kind sexuell missbraucht worden war (11. Kap.) und die durch verheerende Staphisagria-, Ignatia- und Aurum-Stürme hindurchmusste? Auch diese Patientin verprügelte die eigenen Kinder, wenn ihr die Sicherung durchbrannte, um anschließend immer wieder zu versichern: *„Eigentlich bin ich gar nicht so."*

Sie spürt etwas Richtiges: In der Tiefe schlummert die Resonanz des Selbst-Seins, die friedliche Resonanz von Natrium muriaticum.

17. Kapitel

Die Geburt
des Bösen

Wie ausgeführt, tritt die Staphisagria-Resonanz stets bei Unterdrückungen in Erscheinung, meist gefolgt von der Ignatia-Resonanz, was eine Entfremdung von der zentralen Natrium muriaticum-Resonanz bedeutet.

Könnte man das erste Auftreten der Staphisagria-, Ignatia-Resonanzen als die Geburt des „Bösen", als „Ursprungs-Sünde" auffassen? Die Staphisagria-Resonanz hat tatsächlich Charakteristika des Bösen. Ein Indiz hierfür wäre die regelmäßig nachzuweisende Zunahme von Gereiztheit und Aggressivität, die bei massiven Unterdrückungen sogar im Verlangen zu töten ihren Ausdruck finden kann (16. Kap.).

Kennt die Natur überhaupt die Unterscheidung zwischen Gut und Böse? Die meisten Lebewesen können zwischen Gut und Böse unterscheiden. Sie wissen, was Futter ist und sie meiden Unverträgliches oder Schädliches.

Wenn das Auftreten der Staphisagria-/Ignatia-Resonanzen die Geburtsstunde des Bösen ist, wäre es interessant zu untersuchen, ob das Brechen moralischer Gesetze Natrium muriaticum-fremde Resonanzen nach sich zieht. Und dies geschieht tatsächlich.

Egal, wie eine Frau persönlich eine Abtreibung beurteilt, nach einer Abtreibung verlässt sie unvermeidbar die Natrium muriaticum-Resonanz, sofern diese zuvor bestanden haben sollte. Gleiches kann man bei Kindern in Scheidungssituationen beobachten, wo Wut und Verzweiflung vorherrschen und ebenso nahezu regelmäßig bei Kindern, die im zu frühen Lebensalter zu einer Tagesmutter oder in eine Kinderkrippe gegeben wurden. Eine bloße Lüge kann schon zu einer Resonanzänderung bei allen Beteiligten führen. Der Belogene, der mit dem „Bauch" die Wahrheit spürt und dennoch dem Lügner glauben will, benötigt Ignatia, der Lügner, der durch die Lüge meist eine ausweglose Situation „meistern" möchte, ebenfalls. Eine durchschaute Lüge kann wütend machen – Staphisagria.

Ein Brechen moralischer Gesetze bewirkt eine Veränderung der homöopathischen Resonanzen meist hin zu Staphisagria und Ignatia. Aber auch andere Resonanzen (Arzneien) lassen sich nach Moralbrüchen nachweisen.

Was geschieht z.B., wenn ein grundsätzlicher Mangel an moralischem Empfinden bei einem Menschen vorliegt?

Schauen wir uns das Leben einer 40-jährigen Patientin an, deren Kindheit von moralischen Tabubrüchen geprägt war. In ihrem Elternhaus erlebte sie seit frühester Kindheit „freie Liebe", eine ungehemmte Sexualität. Die angeblich herrschende kleinbürgerliche, repressive Sexualmoral wurde von ihren Eltern abgelehnt und so nahm das kleine Mädchen schon früh an Gruppensex, Partnertausch und extremen sexuellen Praktiken teil. Sie beobachtete Vater und Mutter beim Sex mit anderen Partnern und hatte selbst auch „liebevollen" Sex mit ihrem Vater. Alles sollte „frei" sein. Als erwachsene Frau schilderte die Patientin, wie zerrissen sie sich damals fühlte. Wie sehr ekelte sie sich, wenn ein fremder Mann sich mit ihrer Mutter einließ. Wie sehr fühlte sie sich gedemütigt, wenn eine geile Männerschar ihre Brüste betrachtete und berührte. Gleichzeitig genoss sie es jedoch, begehrt zu sein. Wie furchtbar war es, mit dem eigenen Vater zu schlafen und wie viel Lust bereitete es ihr andererseits, da sie ihren Papa doch so sehr liebte. Wie sehr liebte sie ihre Eltern, wie sehr hasste sie sie! Wie sehr begann sie, sich selbst zu hassen.

Der sexuelle Missbrauch in der Kindheit hatte eine große innere Gespaltenheit verursacht, die bis ins Erwachsenenalter fortbestand – und über Bahnungen von Staphisagria-Wut und Ignatia-

Verzweiflung – in diesem Extremfall – auch zur Ausbildung einer tiefen Anacardium-Resonanz geführt hatte – zu Anacardium, der Arznei der größten inneren Gespaltenheit.

Die Gleichzeitigkeit vom Leid eines Opfers und der Aggressivität eines Täters brachte die Patientin in einer Borderline-Symptomatik zum Ausdruck (11.Kap.). Schon früh begann sie sich selbst zu schneiden.

Wie präsentierte sich die Patientin? Im Erstinterview saß eine überaus sensible, charmante, liebenswürdige, faszinierende Frau vor mir. Im weiteren Behandlungsverlauf kam jedoch eine andere Seite immer deutlicher zum Vorschein, eine Seite, die Entsetzen auslösen konnte.

Ihre zwischenmenschlichen Konflikte waren geprägt von bisweilen unmenschlicher Grausamkeit (Anacardium dreiwertig) und von Hass (Anacardium dreiwertig).

Sie zeigte sich rücksichtslos und gnadenlos gegenüber dem Leid anderer Menschen, auch dem ihrer eigenen Kinder. Sie verhielt sich schamlos und promiskuitiv. Ungehemmt brach sie alle moralischen Regeln, zerstörte ihre eigene Ehe, zerstörte auch die Ehen anderer Menschen und vernachlässigte ihre Kinder. Sie lebte den Mangel an moralischem Empfinden aus, durch den auch ihr Elternhaus geprägt war. In der Repertoriumsrubrik „Mangel an moralischem Empfinden" steht Anacardium zweiwertig. – Zwischenzeitlich flackert jedoch immer wieder kurz die liebevolle Seele eines sensiblen Menschen auf, die andere Seite von Anacardium.

Für die Diskussion der Entstehung des Bösen eignet sich die Erörterung der Anacardium-Pathologie deshalb so gut, weil hier die zentrale Natrium muriaticum-Resonanz noch weiter zurückgelassen worden ist. Dies bedeutet eine noch größere Entfremdung und damit eine noch stärkere Aggressivität und Destruktivität, als man sie bei Staphisagria und Ignatia findet. (Im Synthetischen Repertorium ist in der Rubrik „Boshaft" Anacardium als einzige Arznei mit höchster Wertigkeit – 4-wertig! – angegeben.)

138

Der Anacardium-Zustand ist somit eine große Entfernung vom eigentlichen „Selbst-Sein" – vielleicht das Gegenteil.

Es gibt tatsächlich Menschen, die eine Tabuisierung von Inzest als eine antiquierte gesellschaftliche Konvention ansehen. Nach einem Inzest entstehen jedoch unvermeidbar aggressive, „böse" Arzneimittelbilder. Es lässt sich regelmäßig nachweisen, dass die Natur „böse" wird, wenn dieses Tabu gebrochen wird.
Das geschilderte Extrem-Beispiel zeigt:

> **Die Abkehr von moralischen Gesetzen bringt Resonanzen von größter Pathologie hervor.**

Es ergibt sich der Eindruck: Je stärker die Entfremdung, desto größer die Gefahr des Verlustes an moralischem Empfinden und desto stärker das Aggressionspotenzial, die Kraft des Bösen. Das Brechen moralischer Gesetze verschlechtert demnach das Gesundheitsniveau eines Menschen immer und erhöht stets dessen Aggressivität oder Destruktivität. Im Rückschluss: Bei Einhaltung moralischer Gesetze ist die Gefahr des Auftretens pathologischer Resonanzen weniger wahrscheinlich. Hier soll daran erinnert werden, dass ein Mensch in der Natrium muriaticum-Resonanz sein größtes psychisches und körperliches Gesundheitsniveau hat.

Mit dem Versuch, ein moralisches Leben zu führen, tut man also nicht einem imaginären Gott einen Gefallen, sondern sich selbst. Der gesetzmäßig stattfindende Resonanzwechsel beim Verletzen moralischer Gesetze ist geradezu ein Indiz für die archetypische Existenz eines moralischen Koordinatensystems, über das man sich nicht ungestraft hinwegsetzt. Dies ist keine Glaubensfrage, sondern kann bei einer homöopathischen Therapie in Erfahrung gebracht werden. Moralische Gesetze sind keine Regeln, die von Menschen nach Richtlinien der Vernunft erdacht worden sind, weil sie sich für die menschliche Zivilisation als zweckmäßig erwiesen haben. Moralische Gesetze wurzeln demnach nicht im Vernunft betonten Denken, sie sind als archetypische Prinzipien auf natürliche Weise existent.

Der japanische Zenmeister Hakuin (1100):
„Du solltest wissen, dass es so etwas wie Gesetze des Himmel und der göttlichen Vergeltung gibt."

Staphisagria-, Ignatia- und Anacardium-Resonanzen sind Beispiele der Vergeltung bei Missachtung göttlicher Gesetze, einer Vergeltung, die sich durch Übertragungen dieser Resonanzen auf folgende Generationen fortsetzt. Ist das nicht das, was als Erbsünde bezeichnet wird?

Hier soll kein moralisierender Zeigefinger erhoben werden, denn wer sagt, ob das zeitweilige Brechen moralischer Gesetze im Einzelfall für die Individuation nicht notwendig ist. Oft gilt: Kein Paulus ohne nicht zuvor Saulus gewesen zu sein. Kann man ausschließen, dass eine Entfremdung eine notwendige – wenn auch leidvolle – Voraussetzung für die Selbstwerdung ist? – Wie befreiend kann Sünde sein, vor allem dann, wenn sie sich gegen Repressionen richtet. Dennoch: Ohne Moral ist eine geistige Entwicklung nicht möglich.

18. Kapitel

Homöopathie – eine spirituelle Medizin

Für einen Kristall ist es typisch, dass die einzelnen Kohlenstoffatome in vollkommen identischen Abständen voneinander positioniert sind. Man spricht in diesem Zusammenhang von einem Kristallisationsgitter. Bei einer Zerstörung des Kristalls zerstört man dieses Gitter. Unter ganz bestimmten physikalischen Bedingungen, richtet sich dieser Kristall wieder auf und das ursprüngliche Kristallisationsgitter wird erneut nachweisbar. Man könnte das Kristallisationsgitter als eine dem Kristall zugrunde liegende Idee beschreiben, eine Idee, die als Archetypus existent ist. Wie ausgeführt (17. Kap.), sind moralische Gesetze als Archetypus ebenfalls existent und ein Ausdruck des oben beschriebenen Kristallisationsgitters. Durch ein Brechen moralischer Gesetze wird das ursprüngliche Vorhandensein dieser Gesetze als Grundidee ebenso wenig in Frage gestellt wie die Idee des Kristallisationsgitters bei der Zerstörung eines Kristalls.

Bis heute haben über viele Jahre hinweg die Kausalität (4. Kap.) und die Gesamtheit der Symptome die Arznei bestimmt, die meinen Patienten verordnet wurde. Die Intensität und die Zahl der vorliegenden Resonanzebenen bedingen ein homöopathisches „Karma" im Sinne von Ursache und Wirkung. Ursachen wären z.B. durch Unterdrückung ausgelöste Staphisagria- und Ignatia-Zustände, die – wie beschrieben – ein In-Erscheinung-Treten eben dieser Resonanzen im späteren Leben bewirken können. Deshalb sollte eine Anamnese möglichst alle Resonanzen aufdecken, die ein Patient jemals erlebt hat. Nicht nur Staphisagria und Ignatia – alle durchlebten Resonanzen – disponieren im gewissen Maße zum Auftreten dieser Resonanzen im späteren Leben eines Menschen. Je mehr Resonanzen ein Mensch aufweist und je intensiver diese Resonanzen ausgeprägt sind, desto schlechter seine Konstitution. Wie sie wissen, hat das konsequente Abtragen von Resonanzen zur Erkenntnis geführt, dass Natrium muriaticum die Grundarznei eines jeden Menschen ist (14. Kap.). Die Natrium muriaticum-Resonanz ist somit ebenfalls Ausdruck einer archetypischen Grundidee. Auch sie ist eine Manifestation des Kristallisationsgitters.

Über viele Jahre habe ich mich gegen diese Erkenntnis geradezu gewehrt, weil sie mir zunächst so unwahrscheinlich erschien. Der „Das-kann-doch-nicht-wahr-sein-Gedanke" hat über lange Zeit mein Leben belastet. Heute weiß ich, dass die Natrium muriaticum-Resonanz die eigentliche Resonanz des Selbst-Seins ist. Das Wissen, dass diese Resonanz gekennzeichnet ist von Friedfertigkeit und der eigentliche Kern eines jeden Menschen ist, empfinde ich heute als wirklich beglückende Erkenntnis.

Als junger Arzt hat mich das Böse in der Welt ausgesprochen irritiert. Ich habe nicht verstehen können, wie ein Schöpfer-Gott Krieg, Vertreibung, Mord, Völkermord oder Vergewaltigung hat zulassen können. Unbewusst habe ich seinerzeit die Macht des Bösen – des Teufels – als derart mächtig angesehen, dass ich den Teufel wie einen – im Bösen – gleichberechtigten Partner zum „lieben" Gott angesehen habe, wobei das offensichtliche Übergewicht des Bösen die angebliche Liebe Gottes aus meiner damaligen Sicht stark relativierte. Deshalb stellte die Erkenntnis, dass Friedfertigkeit, Gleichmut und Mitgefühl das *eigentliche* menschliche Kristallisationsgitter ausdrücken, in meinem Leben eine freudige Revolution dar. Das Böse, das sich in von Natrium muriaticum entfremdeten Resonanzen ausdrückt, ist eine unvermeidbare Folge der Entfremdung des Menschen von sich selbst, des Verlassens der *eigentlichen* menschlichen Natur. Der Begriff „Entfremdung" hat hier eine konkret fassbare Bedeutung. Es sind Natrium muriaticum-fremde Resonanzen, die Ausdruck der Entfremdung sind und die sich alle durch eine starke Kopflastigkeit, ein starkes denkendes Bewusstsein auszeichnen. Je „kopflastiger" eine Resonanz, desto entfremdeter, das heißt, desto pathologischer (17. Kap.).

Warum kommt es überhaupt zu einer Entfremdung? – Es kommt dazu, wenn durch Unterdrückungen, das heißt durch Behinderung des So-Seins, eine Staphisagria-Resonanz entsteht. Eine besondere menschliche Tragik scheint mir darin zu liegen, dass nicht nur Unterdrückungen sondern *jede* Steigerung eines denkenden Bewusstseins Entfremdungsrisiken in sich bergen. Möglicherweise hat das denkende Bewusstsein, welches dem Menschen das Überleben in der Evolution überhaupt erst möglich gemacht hat, zur Entwicklung von Entfremdungsresonanzen geführt, welche ein hohes Aggressions- oder Destruktionspotenzial in sich bergen und nun den Fortbestand der Menschheit gefährden.

Das Problem ist die *übermäßige* Kopflastigkeit, die die Wurzel für Angespanntheit und Aggressivität ist. Das denkende Bewusstsein wird vom Ego regiert, ein Ego, welches nicht per se schlecht ist. Ohne Ego-gesteuertes, denkendes Bewusstsein kann ein Mensch sein Leben nicht konzipieren. Das Ich-Bewusstsein, das Ego, korreliert mit der Aktivität des denkenden Bewusstseins. Alle Natrium muriaticum entfremdeten Arzneien zeichnen sich durch eine pathologische Kopflastigkeit aus, welche mit einer starken Egozentrik korreliert.

Es ist das denkende Ego, welches auch stets den Leidensdruck eines Menschen erhöht. Wenn *ich* etwas will und es nicht bekomme, leide ich.

Allein eine starke Kopflastigkeit an sich kann jedoch schon Leid bedeuten, da kaum Entspannung möglich ist.

Sehen Sie sich diese Staphisagria-Mutter an: Sie verbringt einen *geruhsamen* Sonntagabend mit ihrer Familie. Ist der Abend wirklich *geruhsam*? Sie beobachtet und *denkt* unentwegt. Sie *denkt*, wie entspannt ihr jüngster Sohn auf der Couch sitzt und Bilderbücher ansieht, sie *denkt*, wie viele Fehler ihre Tochter beim Klavierspielen macht, sie *denkt*, ihr Mann könne der Tochter eigentlich helfen, sie *denkt*, dass gleich der Abendbrottisch gedeckt werden muss und *denkt*, ob sie die Reste des Mittagsessens aufwärmen oder frisches Brot auftischen soll. Sie *denkt*, dass sie vor dem Schlafengehen noch schnell Vokabeln abfragen müsste und später im Bett *denkt* sie, dass ihr Mann sich auch mal etwas Neues einfallen lassen könnte. Am nächsten Tag erzählt sie der Freundin, wie geruhsam der Sonntagabend gewesen ist. Typisch im Denken dieser Frau ist ein diskriminierendes Bewusstsein, mit dem sie zwanghaft ständig alles in Gut und Schlecht einteilt – dies spannt sie an.

Bisweilen wird einem Menschen seine Kopflastigkeit bewusst und er denkt: „Oh Gott, ich kann das Denken nicht abstellen, es ist schrecklich." Nur im Nichtdenken ist Entspannung möglich, wobei das Nichtdenken, die Selbstvergessenheit, immer nur zeitweise möglich ist. Wenn einem Neurodermitiker die Haut juckt, leidet er. Ebenso leidet ein Asthmatiker, der schlecht Luft bekommt oder ein Migräne-Patient unter seinen Kopfschmerzen. Je mehr diese Patienten über ihr Leid nachdenken und je mehr es von Wut oder Verzweiflung begleitet ist, desto größer ihr Leid.
Wenn Sie einen Berg hochgehen und Sie sind am Ende Ihrer Kraft, und jetzt kommt jemand und sagt: „Es ist nur noch ein Meter, dann hast du es geschafft" – dann können Sie es. Wenn jemand sagt: „Es sind noch zehn Kilometer" – dann können Sie keinen Millimeter mehr gehen. Sehen Sie, wie ein wertendes, denkendes Bewusstsein Leid produziert? Wenn Sie die Sonne und die Blumen einfach nur genießen, leiden Sie nicht, wenn Sie jetzt aber denken: Warum bin ich so allein, keiner ist bei mir, ich habe keinen Partner, ich sehne mich so danach. – Jetzt fangen Sie an zu leiden. Ich gehe in ein Zimmer, ich denke nicht, ich schnuppere – kein Leid. Jetzt fang ich an zu denken: Hier stinkt es aber schrecklich nach Müll. Jetzt leide ich. Wenn mir jemand eine Ohrfeige verpasst, spüre ich den Schmerz. Kurz nach der Ohrfeige wird mir der Schmerz bewusst. Ich denke, es tut so weh. Ich denke: Warum hat er mich

geschlagen? Was für eine Demütigung! Jetzt leide ich. Oder: Ich nehme meine Geliebte in den Arm – ich bin selbstvergessen – auf einmal fängt das Denken an: Sie stinkt ja nach Knoblauch – ich mag Knoblauch nicht. – Jetzt leide ich.

In dem Augenblick, wo denkendes, diskriminierendes Bewusstsein auftritt, fängt das Leid an. Im realen Leben springt man permanent zwischen Denken und Nichtdenken hin und her, man könnte auch sagen, zwischen Bewusstem und Unbewusstem. Schon beim ersten Sprung aus dem Natrium muriaticum-Zustand heraus, im Staphisagria-Zustand, wird übermäßiges Denken fixiert. Viele Menschen versuchen durch Alkohol das übermäßig denkende Bewusstsein auszuschalten. Erst nach zwei oder drei Gläsern Bier sind sie auf Partys locker und sind somit durch Alkohol für kurze Zeit paradoxerweise näher an ihrem Selbst.

Natürlich wird auch im Natrium muriaticum-Zustand gedacht. Aber im Natrium muriaticum-Zustand liegt der Schwerpunkt im Bauch und nicht wie bei der Staphisagria-Resonanz im Kopf. Es geht nicht etwa um ein Abschalten des Denkens – dies ist ohnehin unmöglich – sondern es geht um eine pathologische Kopflastigkeit, die im Staphisagria-Zustand ihren krankhaften Anfang findet.

Ob ein vollständiges Abtragen entfremdeter, kopflastiger Resonanzen gelingt, hängt von der Vorschädigung des Patienten ab – Vorschädigung durch Unterdrückungen. Lassen die aktuellen äußeren Lebensumstände ein Selbst-Sein zu? Dauern den Einzelnen behindernde Unterdrückungen an? Eine konsequente homöopathische Behandlung zeigt, dass Menschen umso gesünder werden, je mehr sie ihren ursprünglichen Natrium muriaticum-Zustand wieder erreichen.

Ein Verlust der Natrium muriaticum-Resonanz hin zur Staphisagria-Resonanz bedeutet immer ein Verlust des Selbst-Seins. Zweifellos haben die meisten Menschen – vielleicht sogar alle – eine große Sehnsucht nach dem Selbst-Sein. Wenn ein Mensch verzweifelt ist will er nur eins, die Verzweiflung loswerden. Wenn er angespannt ist, die Anspannung loswerden. Wenn er depressiv ist, die Depression loswerden. Wenn er Ängste hat, die Ängste loswerden. Ein Nicht-Selbstsein kann nicht nur zur Anspannung und Aggressivität führen, sondern oft auch zur Depressivität und zu Ängsten. Selbstwerdung ist geradezu eine Therapie gegen Ängste, auch gegen die Angst vor dem Tod. Selbstwerdung setzt die Überwindung der Entfremdung voraus, welches ohne das Aufgeben einer überstarken Kopflastigkeit nicht möglich ist. Manchen Menschen gelingt es durch Gebet, durch Meditation, durch Tanz, durch Sex, durch Sport ihre übermäßige Kopflastigkeit zu vermindern. Dies alles ist zusätzlich sicherlich hilfreich.

Alles, was einen Menschen in die Natrium muriaticum-Resonanz des Selbst-Seins führt, könnte man als spirituellen Weg bezeichnen, alles was einen Menschen von dieser Resonanz entfernt als religiöse Schädigung.

Eine Zenmeisterin:
„Für eine spirituelle Erfahrung bedarf es einer besonderen Intuition. Das Denken ist dabei hinderlich. Wäre denn das Absolute absolut, wenn man es denkend als Objekt betrachten könnte? Glauben Sie, Gott ließe sich als Objekt betrachten?"

Im Staphisagria- und Ignatia-Zustand ist das Ego so aufgebläht, dass diese Resonanzen Hindernisse auf einem spirituellen Weg sind. Eine überstarke Kopflastigkeit lässt sich nicht durch einen willensstarken Kraftakt ausschalten.
Andererseits: Sind die beschriebenen Entfremdungs-Resonanzen – wie bereits angedeutet – nicht möglicherweise notwendige Stachel im Fleische, notwendige Voraussetzungen für einen individuellen Reifungsprozess oder eine geistige Evolution des Menschen?

Eine Therapie, die pathologische Resonanzen abbaut, ist auf jeden Fall bei der Geburt des *eigentlichen* Menschen hilfreich. In diesem Sinne ist die Homöopathie eine spirituelle Medizin.

19. Kapitel

Erläuterungen von in der Homöopathie gebräuchlichen Begriffen

Ähnlichkeitsregel

Similia similibus curentur – Ähnliches wird durch Ähnliches geheilt. Das bedeutet: Nur die homöopathische Arznei kann wirken, die bei einer Prüfung bei Gesunden die Symptome hervorruft, an denen der Patient leidet. Eine Arznei, die z.B. bei einem Erkrankten Fieber heilen soll, muss im Arzneimittelversuch beim Gesunden Fieber ausgelöst haben.

Arzneimittelbilder

sind Zusammenfassungen aller körperlichen und seelischen Symptome, die Arzneimittel bei der Arzneimittelprüfung am Gesunden hervorrufen.

Arzneimittellehren

sind Bücher, in denen die Arzneimittelbilder beschrieben werden.

Arzneimittelprüfung

Gesunde Menschen nehmen ein homöopathisches Mittel und registrieren alle Symptome im seelischen und körperlichen Bereich, die das Mittel bei ihnen auslöst.

Bewährte Indikationen

So werden Therapieempfehlungen homöopathischer Mittel genannt, die auf häufig gemachten positiven Erfahrungen beruhen.

C-Potenz

Das „C" bedeutet centesimal = 100. Bei jeder Herstellungsstufe erfolgt eine Verdünnung im Verhältnis 1:100 und jeweils eine Potenzierung.

Erstverschlimmerung

Nach Einnahme der homöopathischen Arznei können sich bestehende Beschwerden kurz verstärken oder alte Krankheitssymptome wieder aufflackern. Eine Neurodermitis oder eine Migräne können sich z.B. zunächst verschlimmern. Eine Erstverschlimmerung gilt als positives Zeichen für den Heilungsverlauf.

Hering'sche Regel (Constantin Hering 1800-1880)

Die Symptome eines Patienten heilen von oben nach unten und von innen nach außen. Zuerst wird z.B. ein Kopfschmerz geheilt und erst später der Fußpilz, zuerst heilt eine Depression und später die chronische Bronchitis, zuletzt der Hautausschlag. Die Symptome heilen in umgekehrter Reihenfolge ihres ursprünglichen Erscheinens.

Hochpotenzen

In der Homöopathie gelten Potenzen ab C30 und höher als Hochpotenzen.

Komplementärmittel

sind homöopathische Arzneien, die die von einer Arznei begonnene Heilung ergänzen oder fortsetzen.

Konstitutionsmittel

ist eine homöopathische Arznei, die zu den individuellen Symptomen eines Patienten passt. Das Konstitutionsmittel muss

durch eine ausführliche Anamnese herausgefunden werden. Im
optimalen Fall sollte es Krankheiten, zu denen der Patient neigt,
z. B. Heuschnupfen oder Migräne, deutlich bessern oder heilen.

Leitsymptome (Keynotes)

sind Symptome, die besonderes charakteristisch für eine Arznei
sind. Beim Vorliegen eines Leitsymptoms findet man schnell zur
richtigen Arznei. Beispiel: „Beschwerden durch Hämorrhoiden
– gehen bessert" – Leitsymptom für Ignatia. „Durchfall nach Enttäuschung" – Leitsymptom für Staphisagria.

Miasma

bedeutet ursprünglich Verunreinigung. Hahnemann waren Bak-
terien und Viren als Krankheitsursache nicht bekannt. Seinerzeit
ging er von krankheitsauslösenden Stoffen in der Atmosphäre
oder von Ausdünstungen vom Boden aus. Hahnemann nimmt
„chronische Miasmen" an, welche bei der Entstehung chronischer
Krankheiten eine Rolle spielen sollen. Der Miasmen-Begriff ist
vage und wird von einigen Homöopathen als nicht hilfreich
angesehen. Der Begriff hat unterschiedliche Interpretationen
erfahren, wobei die Interpretation, dass ein Miasma eine angeborene oder erworbene Prädisposition darstellt, aus meiner Sicht
die sinnvollste ist.

Organon

Das wichtigste Werk des Begründers der Homöopathie, Samuel
Hahnemann. Es entstand 1810.

Polychreste

Damit bezeichnet man die Mittel, die von vielen Homöopathen
bei Konstitutionsbehandlungen am häufigsten eingesetzt werden.

Potenzierung

bedeutet Verdünnung eines Ausgangsstoffes und Anreicherung
von Energie durch Verschütteln.

Repertorium, repertorisieren

Ein Repertorium ist ein Symptomenverzeichnis in dem Arzneimittel angegeben werden, die im Arzneimittelversuch diese Symptome hervorrufen. Die Arzneimittel sind nach Körperregionen und Funktionen geordnet, z.B. Psyche, Schlaf, Empfindungen, Ohr, Nase, Rücken usw. Um eine Arznei zu finden, ist ein Vergleich vieler Symptome des Patienten mit Arzneimittelsymptomen nötig. Diesen Vorgang nennt man repertorisieren.

Benutzt wurden:

Kents Repertorium,

13. überarbeitete Auflage, Haug Verlag

Synthetisches Repertorium, Horst Barthel,

4. Auflage, Haug Verlag

Simile

ist die Bezeichnung für das individuelle Arzneimittel, welches nach der Ähnlichkeitsregel ausgewählt wurde.

Wertigkeit

Arzneien werden mit unterschiedlichen Wertigkeiten ausgezeichnet, die ausdrücken, mit welcher Deutlichkeit ein Symptom auf eine bestimmte Arznei hinweist. Wenn durch eine Arzneimittelprüfung oder persönliche Erfahrungen ein Symptom sehr häufig erscheint, wird es im Repertorium fett gedruckt = dreiwertig, wenn es weniger häufig erscheint: kursiv = zweiwertig, bei seltenem Auftreten: normale Schrift = einwertig.

Ein weiteres, bereits erschienenes Buch des Autors:

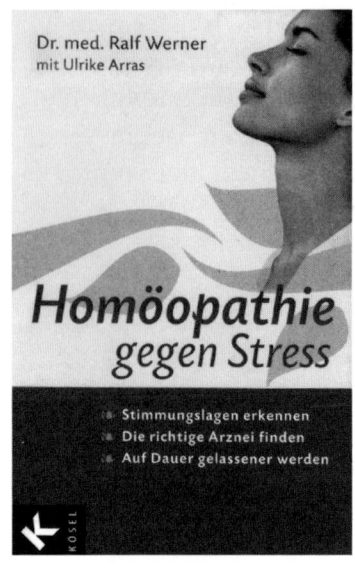

Dr. med. Ralf Werner
mit Ulrike Arras
Homöopathie gegen Stress

- Stimmungslagen erkennen
- Die richtige Arznei finden
- Auf Dauer gelassener werden

2010, 176 S., kart. 16,95 EUR
ISBN 978-3-466-34546-5

Zu bestellen bei:
Versandbuchhandel Verlag Grundlagen+Praxis
Telefon: 0491-61886
Fax: 0491-3634
E-Mail: info@grundlagen-praxis.de